·执业药师资格考试通关系列·

药事管理与法规
押题秘卷＋精解

执业药师资格考试命题研究组　编

全国百佳图书出版单位
中国中医药出版社
·北 京·

图书在版编目（CIP）数据

药事管理与法规押题秘卷＋精解/执业药师资格考试命题研究组编. —北京：中国中医药出版社,2021.3

执业药师资格考试通关系列

ISBN 978 – 7 – 5132 – 6522 – 5

Ⅰ.①药…　Ⅱ.①执…　Ⅲ.①药政管理 – 资格考试 – 习题集 ②药事法规 – 资格考试 – 习题集　Ⅳ.①R95 – 44

中国版本图书馆 CIP 数据核字（2020）第 223567 号

中国中医药出版社出版

北京经济技术开发区科创十三街 31 号院二区 8 号楼

邮政编码　100176

传真　010 – 64405721

山东临沂新华印刷物流集团有限责任公司印刷

各地新华书店经销

开本 787×1092　1/16　印张 7.25　字数 198 千字

2021 年 3 月第 1 版　2021 年 3 月第 1 次印刷

书号　ISBN 978 – 7 – 5132 – 6522 – 5

定价　49.00 元

网址　www.cptcm.com

答 疑 热 线　010 – 86464504

购 书 热 线　010 – 89535836

维 权 打 假　010 – 64405753

微信服务号　zgzyycbs

微商城网址　https://kdt.im/LIdUGr

官方微博　http://e.weibo.com/cptcm

天猫旗舰店网址　https://zgzyycbs.tmall.com

如有印装质量问题请与本社出版部联系（010 – 64405510）

使用说明

　　为进一步贯彻人力资源和社会保障部、国家药品监督管理局关于执业药师资格考试的有关精神，配合新版考试大纲的实施，满足广大考生学习、备考和能力提升的需求，顺利通过国家执业药师资格考试，我们组织高等医药及中医药院校相关学科的优秀教师团队，依据国家执业药师资格认证中心最新考试大纲（第八版）编写了《执业药师资格考试通关系列》丛书。

　　本书含6套标准试卷，紧扣最新版考试大纲，科学反映医药学科发展，根据历年真卷筛选重要考点，严格测算考点分布，结合考情变化精选试题，设计试卷，力求让考生感受到最真实的执业药师资格考试命题环境，使考生在备考时和临考前能够全面了解自身对知识的掌握情况，做到查缺补漏、有的放矢。在本书最后，对部分相对较难的考题附有解析，方便考生对照复习。通过6套试卷的练习，考生可熟悉考试形式、掌握考试节奏、适应考试题量、巩固薄弱环节，确保顺利通过考试。

目　录

执业药师资格考试

药事管理与法规
押题秘卷（一）

一、最佳选择题

1. 根据《关于加强药事管理转变药学服务模式的通知》,关于医院药事服务模式转变的说法,正确的是
    A. 推进药学服务从"以药品为中心"转变为"以服务为中心",从"以保障药品供应为中心"转变为"以加强药学专业技术服务、参与临床用药为中心"
    B. 推进药学服务从"以药品为中心"转变为"以病人为中心",从"以保障药品供应为中心"转变为"在保障药品供应的基础上,以重点加强药学专业技术服务、参与临床用药为中心"
    C. 推进药学服务从"以病人为中心"转变为"以人为本",从"以保障药品供应为中心"转变为"以重点加强药学专业技术服务、参与临床用药为中心"
    D. 推进药学服务"以药品为中心"转变为"以人为本",从"以保障药品供应为中心"转变为"以重点加强药学专业技术服务、参与临床用药为中心"

2. 关于药物临床试验管理的说法,错误的是
    A. 新药上市前须完成Ⅳ期临床试验,以充分考察评价该新药的收益与风险关系
    B. 试验药物应在符合《药品生产质量管理规范》的车间制备
    C. 应保证受试者在自愿参与前被告知足够的试验信息,理解并签署知情同意书
    D. 临床试验应符合伦理道德标准,药物临床试验方案必须经过伦理委员会审查批准

3. 关于法的特征的说法,错误的是
    A. 法的制定是指国家立法机关按照法定程序创制规范性文件的活动
    B. 国家的强制力是法实施的最后保障手段
    C. 法的普遍性指法在全国范围有效
    D. 法是一个程序制度化的体系或者制度化解决问题的程序

4. 根据《国务院关于实施健康中国行动的意见》(国发〔2019〕13号)、《健康中国行动组织实施和考核方案》(国办发〔2019〕32号)、《健康中国行动(2019—2030年)》,关于健康中国行动的说法,正确的是
    A. 加快推动从以治病为中心转变为以人民健康为中心
    B. 加快推动从以治病为中心转变为以合理用药为中心
    C. 加快推动从以人民健康为中心转变为以治病为中心
    D. 加快推动从以合理用药为中心转变为以治病为中心

5. 实践中一般按农产品管理不按中药管理的是
    A. 原药材
    B. 中药材
    C. 中药饮片
    D. 中成药

6. 根据《药物非临床研究质量管理规范》,下列研究应当遵守GLP的是
    A. 为申请药品注册而进行的药物非临床安全性评价研究
    B. 以注册为目的的非临床安全性评价研究以外的药物临床前相关研究活动
    C. 以注册为目的的药物代谢等其他药物临床前相关研究活动
    D. 以注册为目的的生物样本分析等其他药物临床前相关研究活动

7. 根据法律层级,属于部门规章的是
    A.《中华人民共和国药品管理法实施条例》(国务院第709号令)
    B.《药品说明书和标签管理规定》(国家食品药品监督管理局令第24号)
    C.《关于深化审评审批制度改革鼓励药品医疗器械创新的意见》(厅字〔2017〕42号)
    D.《执业药师业务规范》(食药监执〔2016〕31号)

8. 药品管理法律体系按照法律效力等级由高到低排序,正确的是
    A. 法律、行政法规、部门规章、规范性文件
    B. 法律、部门规章、行政法规、规范性文件
    C. 部门规章、行政法规、规范性文件、法律
    D. 规范性文件、部门规章、行政法规、法律

9. 2020年,新型冠状病毒(2019–nCoV)全球传染,我国疫情也比较严重。国家药品监督管理局应急审批了用来检测新型冠状病毒的产品。其中

有一个产品的名称是"新型冠状病毒2019 – nCoV核酸检测试剂盒（荧光PCR法）"，编号是"国械注准20203400057"。这种产品的管理分类和产品分类分别为

A.第三类医疗器械、体外诊断试剂类医疗器械

B.第三类医疗器械、体外诊断试剂类药品

C.体外诊断试剂类医疗器械、第三类医疗器械

D.体外诊断试剂类药品、第三类医疗器械

10.由消费者个人自行使用的医疗器械与其他医疗器械说明书和标签相比，需要特别标注的是

A.生产企业的名称、住所、生产地址及联系方式

B.产品技术要求的编号

C.维护和保养方法，特殊储存条件、方法

D.具有安全使用的特别说明

11.根据《中华人民共和国疫苗管理法》（下简称"《疫苗管理法》"），非免疫规划疫苗是

A.国家免疫规划确定的疫苗

B.省、自治区、直辖市人民政府在执行国家免疫规划时增加的疫苗

C.县级以上人民政府或者其卫生健康主管部门组织的应急接种或者群体性预防接种所使用的疫苗

D.由居民自愿接种的其他疫苗

12.关于疫苗的管理，错误的是

A."免费"字样应当标注在疫苗最小外包装的显著位置

B."免疫规划"专用标识应当印刷在疫苗最小外包装的顶面的正中处

C.县级以上人民政府及其有关部门应当保障适龄儿童接种免疫规划疫苗

D.接种单位接种免疫规划疫苗时只收取成本费

13.中药材生产关系到中药材的质量和临床疗效。关于中药材种植和产地初加工管理的说法，错误的是

A.禁止在非适宜区种植、养殖中药材

B.中药材产地初加工严禁滥用硫黄熏蒸

C.对道地药材采收加工应选用现代化、产业化方法

D.对野生或是半野生药用动植物的采集应坚持"最大持续产量"的原则

14.依照《处方管理办法》的规定，调剂处方必须做到"四查十对"，其中"四查"是指

A.查剂量、查用法、查重复用药、查配伍禁忌

B.查姓名、查药品、查剂量用法、查给药途径

C.查给药途径、查重复给药、查用药失误、查药品价格

D.查处方、查药品、查配伍禁忌、查用药合理性

15.下列所述属于药品内包装标签必须标注的内容是

A.药品的用法用量

B.药品的功能主治或适应证

C.药品的生产企业

D.药品通用名称、规格、产品批号、有效期

16.根据《医疗机构药事管理规定》，关于医院药师工作职责的说法，错误的是

A.负责处方或用药医嘱审核

B.负责指导病房（区）护士请领、使用与管理药品

C.参与临床药物治疗，对临床药物治疗提出意见或调整建议

D.开展药品质量检测，对所在医院的药物治疗负全责

17.不属于推进健康中国建设需要遵循的原则是

A.经济优先

B.改革创新

C.科学发展

D.公平公正

18.药品经营许可证变更分为许可事项变更和登记事项变更，下列不属于许可事项变更的是

A.主要负责人

B.质量负责人

C.法定代表人

D.增加仓库

19.某中药饮片没有国家药品标准，在实践中可执行的炮制标准是

A.按照省级药品监督管理部门制定的炮制规范执行

B.参照《中国药典》功能主治相同的中药饮片的标准执行

C.参照国家药品监督管理部门颁布的炮制方法相近的药品标准执行

D.参照国家药品监督管理部门批准的炮制方法相近的药品注册标准执行

20.新修订的《中华人民共和国药品管理法》（下简称"《药品管理法》"）第六十五条规定"医疗机构因临床急需进口少量药品的，经国务院药品监督管理部门或者国务院授权的省、自治区、直辖市人民政府批准，可以进口"。进口的药品应当

A.在指定医疗机构内用于特定医疗目的

B. 在国内医疗机构用于需要该种药品的患者

C. 在进口少量药品的医疗机构所在省医疗机构内用于特定医疗目的

D. 在进口医疗机构用于住院患者

21. 根据《医疗机构药事管理规定》，关于医疗机构药事管理与药物治疗学委员会的说法，正确的是

A. 药事管理与药物治疗委员会负责制定本机构处方集和基本用药供应目录

B. 所有医院必须设立药事管理与药物治疗学委员会

C. 药事管理与药物治疗学委员会是医疗机构常设行政管理部门

D. 药事管理与药物治疗学委员会负责药品管理、药学专业技术服务和药事管理工作

22. 不属于医疗机构药事管理与药物治疗学委员会委员的是

A. 采购人员

B. 临床医学人员

C. 药学人员

D. 护理人员

23. 根据新修订的《药品管理法》，下列进口药品违法事件，情节较轻的，可以依法减轻或者免予处罚的是

A. 未经批准进口少量境外已合法上市的药品

B. 未取得药品批准证明文件进口药品

C. 进口疗效不确切危害人体健康的药品

D. 进口不良反应大或者因其他原因危害人体健康的药品

24. 对违反相关规定，擅自进出口血液制品或者出口原料血浆进行处罚的是

A. 省级以上药品监督管理部门

B. 国务院药品监督管理部门

C. 国务院工商行政管理部门

D. 省级卫生主管部门

25. 关于行政复议申请人和被申请人的说法，错误的是

A. 行政机关不可能成为行政复议申请人

B. 行政复议被申请人必须是享有行政执法权的行政机关或法律法规授权的组织

C. 申请人对行政机关的具体行政行为不服，可直接向该行政机关上一级申请行政复议

D. 有权申请行政复议的公民死亡，法人或组织终止，其近亲属、继续其权利的法人或组织可申请行政复议

26. 为药物注册申请的审查提供充分依据的是

A. Ⅰ期临床试验

B. Ⅱ期临床试验

C. Ⅲ期临床试验

D. Ⅳ期临床试验

27. 药品零售企业在超市等其他企业内从事零售活动

A. 必须具有单独的房间

B. 必须具有独立的经营区域

C. 必须具有常温库、阴凉库、冷库

D. 具有独立的计算机管理信息系统

28. 医疗器械获得效用的方式主要是

A. 药理学

B. 物理

C. 免疫学

D. 代谢

29. 根据《疫苗管理法》，关于疫苗上市许可和临床试验要求的说法，错误的是

A. 疫苗临床试验应当由符合国务院药品监督管理部门和国务院卫生健康主管部门规定条件的三级医疗机构或者省级以上疾病预防控制机构实施或者组织实施

B. 开展疫苗临床试验，应当取得受试者的书面知情同意，受试者为限制民事行为能力人的，只需要取得监护人的书面知情同意

C. 对疾病预防、控制急需的疫苗和创新疫苗，国务院药品监督管理部门应当予以优先审评审批

D. 国务院药品监督管理部门在批准疫苗注册申请时，对疫苗的生产工艺、质量控制标准和说明书、标签予以核准

30. 药品安全法律责任主体不包括

A. 药品上市许可持有人

B. 药品生产企业

C. 药物临床试验机构

D. 卫生健康管理部门

31. 根据《药品管理法实施条例》，对药品经营企业变更药品经营许可事项但未办理变更登记手续的处罚，不包括

A. 由原发证部门给予警告，责令限期补办变更登记手续

B. 逾期不补办的，宣布其《药品经营许可证》无效

C. 逾期不补办的，撤销其《药品经营许可证》

D. 逾期不补办仍从事药品经营活动的，依法予以取缔

32. 关于药品安全信用等级说法错误的是

A. 药品安全信用等级采用动态认定的方法

B. 被认定为警示等级的,在随后一年内无违法违规行为的,调升到守信等级

C. 被认定为严重失信等级的,在随后一年内无违法违规行为的,调升到警示等级

D. 对被认定为守信等级的,给予政策支持

33. 2020 年,新型冠状病毒性肺炎成为全球流行病。假如某药品上市许可持有人研制成功了某疫苗,但是还没有上市许可。根据《疫苗管理法》,可以采取的患者接种策略是

A. 国务院卫生健康主管部门根据传染病预防、控制需要提出紧急使用疫苗的建议,经国务院药品监督管理部门组织论证同意后可以在一定范围和期限内紧急使用

B. 国务院卫生健康主管部门根据传染病预防、控制需要提出紧急借用疫苗的建议,经国务院药品监督管理部门组织论证同意后可以在一定范围和期限内紧急借用

C. 国务院药品监督管理部门根据传染病预防、控制需要提出紧急使用疫苗的建议,经国务院卫生健康主管部门组织论证同意后可以在一定范围和期限内紧急使用

D. 国务院药品监督管理部门根据传染病预防、控制需要提出紧急借用疫苗的建议,经国务院卫生健康主管部门组织论证同意后可以在一定范围和期限内紧急借用

34. 关于仿制药注册要求的说法,错误的是

A. 仿制药是指仿制已上市原研药品的药品,分为两类

B. 仿制药要求与原研药品质量和疗效一致

C. 对已在中国境外上市但尚未在境内上市药品的仿制药注册申请,所使用的用来对比研究的原研药由企业自行采购,无须进口

D. 对已在中国境外上市但尚未在境内上市药品的仿制药注册申请,未能与原研药进行对比研究的,应按照创新药的技术要求开展研究

35. 关于医疗器械说明书和标签标注内容的说法,错误的是

A. 说明书、标签的内容应当与经注册或备案的相关内容一致

B. 医疗器械的产品名称应当使用通用名称

C. 所有医疗器械均应标明医疗器械注册证编号和注册人的名称、地址及联系方式

D. 说明书和标签文字内容应使用中文,可附加其他文种,但应以中文表述为准

36. 根据《国务院关于改革药品医疗器械审评审批

制度的意见》,关于仿制药与原研药关系的说法,错误的是

A. 应具有相同的处方工艺

B. 应具有相同的活性成分

C. 质量与疗效一致

D. 具有生物等效性

37. 现行药品管理法律和行政法规确定的行政许可项目不包括

A. 药品检验人员执业许可

B. 药品生产许可

C. 进口药品上市许可

D. 执业药师执业许可

38. 根据《处方管理办法》,关于处方书写要求的说法,正确的是

A. 西药与中药饮片可以开具在同一张处方上

B. 中成药与中药饮片可以开具在同一张处方上

C. 药品用法可用规范的中文、英文、拉丁文或者缩写体书写

D. 药品名称可用规范的中文、英文或者拉丁文书写

39. 下列与国务院相关的属于附带申请复议的抽象行政行为的是

A. 国务院部门的规定

B. 国务院的规定

C. 国务院各部、委员会制定的规章

D. 国务院颁布的行政法规

40. 根据《医疗机构药事管理规定》及相关规定,关于药事管理与药物治疗学委员会的设置与管理职责的说法,错误的是

A. 药事管理与药物治疗学委员会(组)应当建立健全相应工作制度,日常工作由药学部门负责

B. 药事管理与药物治疗学委员会(组)委员由具有高级技术职务任职资格的药学、临床医学、护理和医院感染管理、医疗行政管理等人员组成

C. 药事管理与药物治疗学委员会(组)设副主任委员若干,由药学和医务部门负责人担任,医疗机构医务部门应当指定专人,负责与医疗机构药物治疗相关的行政事务管理工作

D. 卫生健康行政部门成立国家级、省级、地市级药事管理与药物治疗学委员会,分别为全国和本地区药事管理和药学服务提供技术支持

二、配伍选择题

[41~43]

A. 地方性法规

B. 法律

C. 行政法规

D. 部门规章

41. 《药品说明书和标签管理规定》(国家食品药品监督管理局令第24号)属于

42. 《麻醉药品和精神药品管理条例》(国务院令第442号)属于

43. 《药品不良反应报告和监测管理办法》(卫生部令第81号)属于

[44~46]

A. 守信

B. 警示

C. 失信

D. 严重失信

44. 正常运营的药品、医疗器械生产、经营企业和研制单位在一年内无违法违规行为属于

45. 因违法违规行为受到警告,被责令改正的属于

46. 连续被撤销两个以上药品、医疗器械广告批准文号的属于

[47~48]

A. 限制人身自由

B. 吊销许可证

C. 较小数额罚款

D. 没收违法所得

47. 在行政处罚时可使用简易程序的是

48. 只能由公安机关实施,药品监督管理部门没有执行权的行政处罚是

[49~51]

A. 人血白蛋白

B. 蛋白同化制剂

C. 医疗机构制剂

D. 胰岛素

49. 药品批发企业和药品零售企业均不得经营的是

50. 药品零售企业《药品经营许可证》经营范围项下需要明确冷藏、冷冻药品和某种肽类激素的才能经营的药品是

51. 药品零售企业《药品经营许可证》经营范围项下有"生物制品"类别且明确可以经营冷藏、冷冻药品的才能经营的药品是

[52~53]

A. 三唑仑片

B. 酒石酸麦角胺片

C. 氯硝西泮片

D. 盐酸布桂嗪注射液

52. 根据《麻醉药品品种目录(2013年版)》,属于麻醉药品的是

53. 根据《精神药品品种目录(2013年版)》,属于第一类精神药品的是

[54~55]

A. 医疗质量管理委员会

B. 医疗机构制剂室

C. 医疗机构药师

D. 药事管理与药物治疗学委员会(组)

54. 根据《医疗机构药事管理规定》,制定本医疗机构药品处方集和基本用药供应目录的是

55. 根据《医疗机构药事管理规定》,负责药品处方或者用药医嘱审核的是

[56~57]

A. 行政处分

B. 民事责任

C. 刑事责任

D. 行政处罚

56. 药物临床试验机构以健康人为麻醉药品和第一类精神药品临床试验的受试对象的,由药品监督管理部门责令停止违法行为,给予警告;情节严重的,取消其药物临床试验机构的资格;构成犯罪的,依法追究刑事责任。对受试对象造成损害的,药物临床试验机构依法承担治疗和赔偿责任。"情节严重的,取消其药物临床试验机构的资格",其中的"取消其药物临床试验机构资格"属于

57. 药物临床试验机构以健康人为麻醉药品和第一类精神药品临床试验的受试对象的,由药品监督管理部门责令停止违法行为,给予警告;情节

严重的,取消其药物临床试验机构的资格;构成犯罪的,依法追究刑事责任。对受试对象造成损害的,药物临床试验机构依法承担治疗和赔偿责任。"对受试对象造成损害的,药物临床试验机构依法承担治疗和赔偿责任",属于

[58~59]
A. 麻黄碱复方制剂处方药
B. 福尔可定
C. 头孢哌酮
D. 氧氟沙星

58. 国家实行特殊管理的药品是
59. 标签必须印有专有标识的药品是

[60~61]
A. 国家药品监督管理部门
B. 省级药品不良反应监测机构
C. 省级以上药品监督管理部门
D. 国家药品不良反应监测中心

60. 在境外发生的严重药品不良反应自获知之日起30日内报送
61. 被动重点监测的管理机构是

[62~63]
A. 上三分之一范围内
B. 下三分之一范围内
C. 左三分之一范围内
D. 右三分之一范围内

62. 横版标签的通用名称的位置必须在标签的
63. 竖版标签的通用名称的位置必须在标签的

[64~66]
A. 制定部门规章
B. 联合制定部门规章
C. 制定地方政府规章
D. 联合制定地方政府规章

64. 国务院各部、委员会和具有行政管理职能的直属机构,可以根据法律和国务院的行政法规、决定、命令,在本部门的权限范围内进行的立法行为是
65. 涉及两个以上国务院部门职权范围的事项,应当提请国务院制定行政法规或者由国务院有关部门进行的立法行为是
66. 省、自治区、直辖市和设区的市、自治州的人民政府,可以根据法律、行政法规,以及本省、自治区、直辖市的地方性法规进行的立法行为是

[67~68]
A. 企业负责人
B. 企业质量负责人
C. 质量管理部门
D. 质量管理工作人员

67. 药品批发企业中药品质量的主要负责人是
68. 负责不合格药品的确认,对不合格药品的处理过程实施监督的是

[69~71]
A. 临床药理学研究
B. 探索性临床试验
C. 确证性临床试验
D. 上市后研究

69. Ⅰ期临床试验属于
70. Ⅳ期临床试验属于
71. Ⅱ期临床试验属于

[72~74]
A. 阿普唑仑
B. 阿托品
C. 哌醋甲酯
D. 双氢可待因

72. 根据《麻醉药品品种目录(2013年版)》和《精神药品品种目录(2013年版)》,属于第一类精神药品的是
73. 根据《麻醉药品品种目录(2013年版)》和《精神药品品种目录(2013年版)》,属于第二类精神药品的是
74. 根据《麻醉药品品种目录(2013年版)》和《精神药品品种目录(2013年版)》,属于麻醉药品的是

[75~76]
A. Ⅳ期临床试验
B. Ⅰ期临床试验
C. 药理毒理研究
D. 药品再注册

75. 属于临床前研究工作,应遵循GLP规范的是
76. 属于上市后研究工作,应遵循GCP规范的是

[77~79]
A. 第一类精神药品
B. 麻醉药品
C. 第二类精神药品
D. 医疗用毒性药品

77. 根据特殊管理药品有关品种目录管理的规定,

罂粟壳属于

78. 根据特殊管理药品有关品种目录管理的规定，含可待因复方口服溶液的管理类别

79. 根据特殊管理药品有关品种目录管理的规定，哌替啶属于

[80~82]

A. 有效性

B. 均一性

C. 安全性

D. 稳定性

80. 人体产生毒副反应的程度体现药品的

81. 能满足治疗疾病的要求体现药品的

82. 有目的地调节人的生理机能体现药品的

[83~85]

A.《按照传统既是食品又是中药材物质目录》

B.《非首次进口药材目录》

C.《抗菌药物供应目录》

D.《古代经典名方目录》

83. 由国务院卫生行政部门会同国务院药品监督管理部门制定、公布的是

84. 由国家药品监督管理局制定并调整的是

85. 国家中医药管理局会同国家药品监督管理局制定并发布的是

[86~87]

A. 公开、公平、公正原则

B. 便民和效率原则

C. 信赖保护原则

D. 法定原则

86. 维护行政相对人的合法权益体现了设定和实施行政许可的

87. 行政机关不擅自改变已经生效的行政许可体现了设定和实施行政许可的

[88~90]

A. 没有实施批准文号管理的中药材

B. 自种自采自用中药材

C. 中成药

D. 中药饮片

88. 只限于所在村医疗机构内使用的是

89. 和医疗机构制剂一样不得上市流通的是

90. 不得加工成中药制剂的是

三、综合分析选择题

答题说明

共20题,每题1分。题目分为若干组,每组题目基于同一个临床情景、病例、实例或者案例的背景信息逐题展开。每题的备选项中,只有1个最符合题意。

[91~93]

某省发布的《基本医疗保险零售药店定点协议管理办法》规定:社会保险经办机构每年一次集中受理零售药店医保定点申请;配备与本单位签订劳动合同并缴纳社会保险的专职执业药师(执业中药师)、药师,执业药师(执业中药师)、药师的执业地与注册地点一致,营业时间保证有一名以上执业药师在岗;健全执业药师(执业中药师、药师)管理、社保卡使用管理、诚信服务信用等级等制度。该办法自2016年4月1日起执行,有效期5年。2020年2月,某连锁药店(经营范围包括中药饮片、化学药品制剂)在该省提出申请并获得定点零售药店资格。2020年3月,该零售连锁药店加入药品集中采购体系,也就是带量采购体系。

91. 上述信息中医疗保障部门对定点零售药店使用医疗保险药品目录药品的管理要求,不包括

A. 及时更新完善信息系统药品数据库,建立完善全国统一的药品数据库

B. 执业西药师和执业中药师要明确分工,执业中药师管理中成药、中药饮片

C. 实现西药、中成药、中药饮片的编码统一管理

D. 完善智能监控系统,将执行使用《医疗保险药品目录》的情况纳入定点服务协议管理和考核范围

92. 根据《关于完善基本医疗保险定点医药机构协议管理的指导意见》,上述信息中的药店申请零售药店定点协议管理资格及成功后的管理程序,正确的是

A. 向统筹地区医疗保险经办机构申请

B. 和统筹地区医疗保障局签订定点管理协议

C. 接受统筹地区医疗保险经办机构开展的评估工作,不得接受第三方评价

D. 由统筹地区医疗保险经办机构对其资格进行备案

93. 为了满足上述信息中零售药店定点协议管理资

格的条件,该药店需要招聘的执业药师及管理措施分别是

A. 多点执业执业药师,与本药店有劳动合同并缴纳社会保险

B. 远程审方执业药师,与本药店有劳动合同并缴纳社会保险

C. 专职执业药师,注册到本药店并有劳动合同、缴纳社会保险

D. 专职执业药师,注册到本药店并有劳动合同,没有缴纳社会保险

[94~97]

2020年7月1日,新版《药品注册管理办法》实施后,药品监督管理部门在监督检查中发现以下情况:抽查检验证明甲药品可能危害人体健康;在药品再评价中发现国外某药品生产企业生产的乙药品曾导致人死亡;某药品生产企业生产的丙药品存在安全隐患且易引起严重健康危害。以上药品均为新版《药品注册管理办法》实施后批准的。

94. 药品监督管理部门对甲药品可以采取的措施是

A. 查封、扣押甲药品

B. 加处罚款

C. 划拨存款、汇款

D. 恢复原状

95. 乙药品的不良反应可以定性为

A. 一般药品不良反应

B. 新的药品不良反应

C. 严重药品不良反应

D. 药品群体不良事件

96. 国家药品监督管理部门对乙药品的处罚措施是

A. 撤销进口药品注册证

B. 撤销医药产品注册证

C. 撤销药品注册证书

D. 撤销进口药品通关单

97. 对丙药品的处理和监督管理措施不包括

A. 省级药品监督管理部门应当将收到的该药品的召回调查评估报告和召回计划报告国家药品监督管理部门

B. 该国内药品生产企业是召回主体

C. 召回该药品的生产企业所在地省级药品监督管理部门负责药品召回监督管理

D. 该药品生产企业启动该药品召回后,应当在1日内将调查评估报告和召回计划提交给所在地省级药品监督管理部门批准

[98~102]

甲和乙同为药品批发企业,其所持有的《药品经营许可证》载明的经营范围为麻醉药品、精神药品、医疗用毒性药品、化学原料药及其制剂、抗生素原料药及其制剂。甲企业和乙企业经营范围明确具有经营蛋白同化制剂、肽类激素经营资质。丙是药品零售企业,经营方式是零售(连锁),经营范围是中药饮片、中成药、化学药制剂。出于经营策略的需要,甲企业决定与乙企业新设合并,并扩大经营范围,丙企业决定更换质量负责人并扩大经营范围。

98. 甲、乙、丙企业都能够经营的药品是

A. 第一类精神药品

B. 含麻黄碱类复方制剂

C. 第二类精神药品

D. A型肉毒毒素

99. 关于甲、乙两企业新设合并的说法,正确的是

A. 属于《药品经营许可证》许可事项变更

B. 属于应该重新办理《药品经营许可证》的事项

C. 属于《药品经营许可证》登记事项变更

D. 属于只需到市场监督管理部门办理的企业注册登记事项变更

100. 关于甲、乙两企业合并的说法,正确的是

A. 属于《药品经营许可证》许可事项变更

B. 属于应该重新办理《药品经营许可证》的事项

C. 属于《药品经营许可证》登记事项变更

D. 属于只需到工商行政部门办理的企业注册登记事项变更

101. 丙企业变更质量负责人和扩大经营范围的变更类型是

A. 变更质量负责人属于许可事项变更,扩大经营范围属于登记事项变更

B. 变更质量负责人属于登记事项变更,扩大经营范围属于许可事项变更

C. 变更质量负责人和扩大经营范围都属于登记事项变更

D. 变更质量负责人和扩大经营范围都属于许可事项变更

102. 甲、乙、丙企业通过扩大药品经营范围也都不能经营的药品是

A. 生马钱子

B. 疫苗

C. 苯巴比妥

D. A型肉毒毒素

[103～105]

某三级医院药学部门准备采购一批药品。

103. 对于临床用量大、采购金额高、多家企业生产的基本药物,应采用的采购方式是
    A. 集中挂网采购
    B. 定点生产
    C. 谈判采购
    D. 招标采购

104. 医院采购药品,交货验收合格后,到付款不得超过
    A. 10 天
    B. 20 天
    C. 30 天
    D. 60 天

105. 某药品生产企业中标后未按照合同约定配送,被省级药品采购机构督促其限期整改后,逾期未改正,公立医院不得采购其药品的时限是
    A. 1 年内
    B. 2 年内
    C. 3 年内
    D. 5 年内

[106～108]

近年来,我国过度采集药用植物野生种群的现象愈演愈烈。川贝母、甘草等野生资源破坏严重,人参、杜仲的野生个体已经很难发现。未来很可能需要通过进口药材来解决用药需求。已列入《非首次进口药材品种目录》的中药材进口品种主要有:西洋参、乳香、没药及血竭、西红花、高丽红参、甘草、石斛、豆蔻、沉香、砂仁、胖大海等。

106. 案例情景中的野生药材属于三级保护药材的是
    A. 川贝母
    B. 甘草
    C. 人参
    D. 杜仲

107. 国家重点保护野生药材物种杜仲的特点是
    A. 濒临灭绝状态的稀有珍贵野生药材物种
    B. 分布区域缩小,资源处于衰竭状态的重要野生药材物种
    C. 资源严重减少的主要常用野生药材物种
    D. 濒临资源衰竭状态的稀有珍贵野生药材物种

108. 国家重点保护野生药材物种川贝母的管理措施是
    A. 川贝母与人参都禁止采猎

B. 川贝母与杜仲都不得出口
C. 川贝母的管理措施与甘草相同
D. 川贝母的管理措施与梅花鹿鹿茸相同

[109～110]

根据《关于将含可待因复方口服液体制剂列入第二类精神药品管理的公告》(2015 年第 10 号)和《关于加强含可待因复方口服液体制剂管理的通知》(下简称"《通知》")(食药监药化监〔2015〕46号),自2015 年 5 月 1 日起,不具备第二类精神药品经营资质的企业不得再购进含可待因复方口服液体制剂。原有库存产品登记造册报所在地设区的市级药品监督管理部门备案后,按规定售完为止。自2016 年 1 月 1 日起,生产和进口的含可待因复方口服液体制剂必须在其包装和说明书上印有规定的标识。之前生产和进口的,在有效期内可继续流通使用。药品标签、说明书的修改按照《药品注册管理办法》有关规定办理。

109. 根据上述信息,某药品连锁经营企业库存少量的含可待因复方口服液体制剂,自2015 年 5 月 1 日起,该企业的下列经营行为,错误的是
    A. 申请第二类精神药品经营资质后再继续销售
    B. 按含特殊药品复方制剂的管理要求,在销售时查验、登记购买者身份证号,并限定每次购买数量不能超过两盒
    C. 将库存产品登记造册备案后,经协商退回原供货的药品经营企业
    D. 将库存产品登记造册报所在地设区的市级药品监督管理部门备案后,在取得第二类精神药品经营资质前,按规定销售售完为止

110. 根据上述信息,关于含可待因复方口服液体制剂管理的说法,正确的是
    A. 2015 年 5 月 1 日以后上市的含可待因复方口服液体制剂在其包装和说明书上必须印有麻醉药品标识,否则不得上市
    B. 自公告发布之日起,含可待因复方口服液体制剂在其包装和说明书上必须印有精神药品标识,否则不得上市
    C. 某厂 2015 年 1 月生产的某含可待因复方口服液体制剂,其有效期至 2016 年 12 月 31日,该药品在 2016 年 1 月 1 日至有效期满前可以继续流通使用
    D. 《通知》没有对含可待因复方口服片剂进行规定,所以含可待因复方口服片剂的管理应参照《通知》要求执行

四、多项选择题

111. 根据《疫苗管理法》,特别重大突发公共卫生事件急需的预防、控制疫情的疫苗,可以采用的临床试验、注册和批签发措施包括

A. 国务院药品监督管理部门予以优先审评审批

B. 国务院药品监督管理部门可以附条件批准疫苗注册申请

C. 国务院卫生健康主管部门根据传染病预防、控制需要提出紧急使用疫苗的建议,经国务院药品监督管理部门组织论证同意后可以在一定范围和期限内紧急使用

D. 经国务院药品监督管理部门批准,免予批签发

112. 对药品经营活动全面负责的是

A. 药品上市许可持有人

B. 药品经营企业法定代表人

C. 药品经营企业主要负责人

D. 医疗机构主要负责人

113. 根据推进健康中国建设的原则,健康中国建设的目标包括

A. 加快形成有利于健康的生活方式、生态环境和经济社会发展模式,实现健康与经济社会良性协调发展

B. 形成具有中国特色、促进全民健康的制度体系

C. 推动健康服务从规模扩张的绿色集约式发展转变到质量效益提升的粗放型发展

D. 推动中医药和西医药相互补充、协调发展,提升健康服务水平

114. 某单体药店《药品经营许可证》核定的经营范围是"中成药、中药饮片、化学药"。供货商提供的《药品经营许可证》中核定的经营范围是"中成药、中药饮片、生物制品(不含预防性生物制品)、化学药、抗生素制剂、第二类精神药品",经营方式是"批发"。该药店可以从该供货商采购的药品是

A. 中成药

B. 中药饮片

C. 生物制品

D. 化学药

115.《药品管理法》规定的民事责任主要体现在

A. 明确了药品上市许可持有人和药品生产经营企业赔偿责任,药品出现质量问题,药品

上市许可持有人和药品生产经营企业要承担民事赔偿责任

B. 境外药品上市许可持有人在中国境内的代理人与持有人承担连带责任

C. 民事赔偿首负责任制

D. 对生产假劣药或者明知假劣药仍销售的,受害人还可以要求惩罚性赔偿

116. 药物临床试验分为Ⅰ期临床试验、Ⅱ期临床试验、Ⅲ期临床试验、Ⅳ期临床试验及生物等效性试验。根据药物特点和研究目的,临床试验的研究内容包括

A. 临床药理学研究

B. 探索性临床试验

C. 确证性临床试验

D. 上市后研究

117. 某企业拟在H省开办药品零售企业。具有药品零售企业开办审批职权的药品监督管理部门包括

A. H省省管P县负责药品监督管理的部门

B. H省Z设区的市负责药品监督管理的部门

C. H省S设区的市A县负责药品监督管理的部门

D. H省省会L市B区负责药品监督管理的部门

118. 药品网络交易第三方平台提供者应当具备的条件有

A. 具备企业法人资格

B. 有企业管理实际需要的应用软件、网络安全措施和相关数据库

C. 具有保证药品质量安全的制度

D. 配备三名以上执业药师承担药品质量管理工作

119. 国家免疫规划的疫苗包括

A. 麻疹疫苗

B. 脊髓灰质炎疫苗

C. 百白破联合疫苗

D. 卡介苗

120. 一般级别管辖有

A. 选择管辖

B. 政府管辖

C. 垂直管辖

D. 共同管辖

执业药师资格考试

药事管理与法规
押题秘卷（二）

考生姓名：＿＿＿＿＿＿＿＿

准考证号：＿＿＿＿＿＿＿＿

工作单位：＿＿＿＿＿＿＿＿

一、最佳选择题

1. 根据《医疗机构药事管理规定》,医疗机构药师的主要工作职责不包括
   A. 向公众宣传合理用药知识
   B. 从事儿科新药的研究和开发
   C. 进行肿瘤化疗药物静脉用药的配制
   D. 开展药学查房,讨论对危重患者的医疗救治

2. 下列变更,药品上市许可持有人可以不用补充申请,经批准后实施的是
   A. 药品说明书中涉及有效性内容及增加安全性风险的其他内容的变更
   B. 药品上市许可持有人转让药品上市许可
   C. 药品生产过程中的重大变更
   D. 药品分包装

3. 关于法律渊源的说法,错误的是
   A. 国家机关、公民和社会组织为寻求行为的根据而获得具体法律的来源即法的渊源
   B. 正式的法的渊源主要为制定法,即不同国家机关根据具体职权和程序制定的各种规范性文件的明确条文
   C. 非正式的法的渊源主要是尚未在法律规范性文件中明文体现的判例、政策、习惯
   D. "法律"和"政策"分别属于我国法的正式渊源和非正式渊源,"法律"在我国主要是制定法,有法律效力,而"政策"则没有法律效力

4. 关于推进健康中国建设需遵循原则的说法,错误的是
   A. 健康优先原则包括"把健康摆在优先发展的战略地位,立足国情,将促进健康的理念融入公共政策制定实施的全过程"
   B. 改革创新原则包括"坚持市场主导,发挥政府机制作用,加快关键环节改革步伐,形成具有中国特色、促进全民健康的制度体系"
   C. 科学发展原则包括"把握健康领域发展规律,坚持预防为主、防治结合、中西医并重,转变服务模式,构建整合型医疗卫生服务体系"
   D. 公平公正原则包括"以农村和基层为重点,推动健康领域基本公共服务均等化,维护基本医疗卫生服务的公益性,逐步缩小城乡、地区、人群间基本健康服务和健康水平的差异"

5. 根据《国务院关于修改部分行政法规的决定》(国务院令第703号),仿制企业应当付给持有《中药保护品种证书》并转让该中药品种的处方组成、工艺制法的企业合理的
   A. 使用费
   B. 专利许可费
   C. 知识产权费
   D. 所有权费

6. 关于药物临床试验的内容和基本要求的说法,错误的是
   A. 临床试验是决定候选药物能否成为新药上市销售的关键阶段
   B. 药物临床试验是指以药品上市注册为目的,为确定药物安全性与有效性,在人体开展的药物研究
   C. 开展药物临床试验,应当按照国务院药品监督管理部门的规定如实报送研制方法、质量指标、药理及毒理试验结果等有关数据、资料和样品,必须经国家药品监督管理局药品审评中心批准
   D. 药物临床试验应当在具备相应条件并按规定备案的药物临床试验机构开展

7. 下列关于基本医疗保险药品目录的说法,错误的是
   A. 国家医疗保障局负责制定医保药品目录准入谈判规则并组织实施
   B. 医保目录调入方式为谈判准入
   C. 目录中的"甲类目录"的药品是临床必需,疗效好,同类药品中价格低的药品
   D. 目录中的"乙类目录"的药品是可供临床治疗选择,疗效好,同类药品中价格略高的药品

8. 负责医疗器械标准管理相关工作的药品监督管理技术机构是
   A. 国家药品监督管理局药品评价中心
   B. 国家药品监督管理局药品审评中心
   C. 国家药典委员会
   D. 中国食品药品检定研究院

9. 根据《医疗器械监督管理条例》,将医疗器械分为第一类、第二类、第三类的依据是
   A. 有效程度由高到低
   B. 风险程度由低到高

C.有效程度由低到高

D.风险程度由高到低

10.《医疗器械经营许可证》有效期届满需要延续的,医疗器械经营企业应当向原发证部门提出延续申请的期限为有效期届满前
   A.1个月
   B.3个月
   C.6个月
   D.1年

11.根据《疫苗管理法》,关于疫苗生产管理制度的说法,错误的是
   A.国家对疫苗生产实行严格准入制度
   B.疫苗上市许可持有人应当具备疫苗生产能力,不得委托生产
   C.疫苗上市许可持有人应当加强对法定代表人、主要负责人、生产管理负责人、质量管理负责人、质量授权人的培训和考核,及时将其任职和变更情况向省、自治区、直辖市人民政府药品监督管理部门报告
   D.疫苗上市许可持有人应当建立完整的生产质量管理体系,持续加强偏差管理,采用信息化手段如实记录生产、检验过程中形成的所有数据,确保生产全过程持续符合法定要求

12.关于麻醉药品和精神药品管理的说法正确的是
   A.药品零售企业不得从事第二类精神药品零售
   B.区域性批发企业就近向获准使用麻醉药品的省外医疗机构销售麻醉药品,应经国务院药品监督管理部门批准
   C.医疗机构使用麻醉药品和第一类精神药品,应当向省级卫生行政部门申请办理购用《印鉴卡》
   D.定点生产企业只能将麻醉药品和第一类精神药品制剂销售给全国性批发企业、区域性批发企业及经批准购用的其他单位

13.根据《进一步加强中药注射剂生产和临床使用管理的通知》(卫医政发〔2008〕71号),关于中药注射剂销售管理要求的说法,错误的是
   A.加强中药注射剂销售管理,必要时应能及时全部召回售出药品
   B.药品生产企业应指定专门机构或人员负责中药注射剂不良反应报告和监测工作
   C.对中药注射剂质量投诉和药品不良反应应详细记录,并按照有关规定及时向当地药品监督管理部门报告
   D.因质量原因退货和召回的中药注射剂,应直接销毁,并有记录

14.关于医疗器械产品注册与备案管理的说法,错误的是

A.无论境内,还是境外医疗器械注册人、备案人,都应加强医疗器械全生命周期质量管理

B.无论境内,还是境外医疗器械注册人、备案人,都应对研制、生产、经营、使用全过程中医疗器械的安全性、有效性依法承担责任

C.进口医疗器械,应当由境外生产企业作为注册申请人或者备案人,由其在我国境内设立的代表机构或者指定我国境内的企业法人作为代理人,申请注册或者办理备案

D.进口第一类医疗器械备案,境外备案人向国务院药品监督管理部门提交备案资料和备案人所在国(地区)主管部门准许该医疗器械上市销售的证明文件

15.某企业经药品监督管理部门审查、批准后,核发了《药品经营许可证》,载明了药品经营范围。经营范围可以包括
   A.中药材
   B.生化药品
   C.放射性药品
   D.药品类体外诊断试剂

16.药事管理与药物治疗学委员会(组)设主任委员1名,由医疗机构负责人担任,设副主任委员若干,由药学和医务部门负责人担任。该部门在药品采购中的职责不包括
   A.制定本医疗机构药品处方集和基本用药供应目录
   B.建立药品遴选制度
   C.审核本临床科室申请的新购入药品、调整药品品种或者供应企业和申报医院制剂等事宜
   D.统一采购供应医疗机构临床使用的药品

17.根据《关于进一步改革完善药品生产流通使用政策的若干意见》,国家将实行药品领域全链条、全流程的重大改革。下列关于推动药品流通体制改革措施的说法,错误的是
   A.鼓励药品流通企业批发零售一体化经营
   B.力争到2018年底,实现零售药店分级分类管理,全面实现零售连锁化
   C.整治药品流通领域的突出问题,严厉打击租借证照等违法违规行为
   D.规范零售药店互联网零售服务,推广"网订店取""网订店送"等新型配送方式

18.关于我国鼓励药品零售连锁的措施的说法,错误的是
   A.允许药品零售连锁委托符合药品GSP的企业向企业所属门店配送药品,药品零售连锁企业必须设立仓库中转
   B.鼓励"互联网＋药品流通"模式,允许药品

零售连锁企业采取"网订店取""网订店送"方式销售药品

C. 推进基层医疗机构与连锁药店的合作,鼓励连锁药店在社区健康服务、老年患者康复、慢性病人健康管理等方面作出尝试

D. 鼓励药品零售连锁企业在乡镇、村镇设店的积极性,支持进入农村市场

19. 2020 年取得《执业药师职业资格证书》的王某申请注册,药品监督管理部门受理该行政许可的行为,不符合规定的有

A. 省级药品监督管理部门受理时,告知其向国家药品监督管理部门申请注册

B. 作为注册管理机构的省级药品监督管理部门有公示行政许可事项和条件的义务

C. 申请材料存在可以当场更正错误的,注册管理机构应当允许申请人当场更正

D. 申请材料不全需要补全的,注册管理机构应在法定期限内一次性告知申请人

20. 根据《中华人民共和国药品管理法实施条例》,申请进口的药品,未在生产国家或者地区获得上市许可的

A. 在限定条件下可以依法批准进口

B. 不允许进口

C. 经出口国或地区药品监督管理部门批准可以进口

D. 只要有市场就可以进口

21. 根据《抗菌药物临床应用管理办法》,基层医疗卫生机构抗菌药物供应目录应

A. 在省级药品监督管理部门备案

B. 由省级药品监督管理部门审批

C. 由医疗机构药学部门制定

D. 选用基本药物目录中的抗菌药物品种

22. 根据《医疗机构药事管理规定》,关于医疗机构药学部门的设置条件与职责的说法,错误的是

A. 三级医院设置药学部,并可根据实际情况设置二级科室药剂科

B. 药学部门关注的重点是药品质量、用药合理性和药品供应保障

C. 专业技术性是药学部门最重要的性质,需要能够回答患者、医师、护士有关处方中药品的各方面问题

D. 药学部门既要懂得药品生产环节配制医疗机构制剂的技术,又要懂得药物治疗监护工作,还有频繁的经济活动,具有一定程度的综合性

23. 仿制药生物等效性试验由审批制改为备案制。申请人应按照国家药品监督管理部门发布的相关指导原则和国际通行技术要求与原研药进行

全面的质量对比研究,保证与原研药质量的一致性。生物等效性试验用样品可与商业化生产不一致的是

A. 处方

B. 工艺

C. 生产线

D. 商标

24. 根据《疫苗管理法》,关于疫苗批签发制度的说法,错误的是

A. 每批疫苗销售前或者进口时,应当经国务院药品监督管理部门指定的批签发机构按照相关技术要求进行审核、检验

B. 申请疫苗批签发应当按照规定向批签发机构提供批生产及检验记录摘要等资料和同批号产品等样品

C. 预防、控制传染病疫情或者应对突发事件急需的疫苗,经国务院药品监督管理部门批准,快速批签发

D. 批签发机构在批签发过程中发现疫苗存在重大质量风险的,应当及时向国务院药品监督管理部门和省、自治区、直辖市人民政府药品监督管理部门报告

25. 根据《中华人民共和国行政处罚法》,对当事人可不予行政处罚的情形是

A. 受他人胁迫有违法行为的

B. 主动消除或减轻违法行为危害后果的

C. 配合行政机关查处违法行为有立功表现的

D. 违法行为轻微并及时纠正,没有造成危害后果的

26. 根据《中华人民共和国疫苗管理法》,关于疫苗临床试验要求的说法,错误的是

A. 开展疫苗临床试验,应当经国务院药品监督管理部门依法批准

B. 疫苗临床试验应当由符合国务院药品监督管理部门和国务院卫生健康主管部门规定条件的二级医疗机构或者省级以上疾病预防控制机构实施或者组织实施

C. 国家鼓励符合条件的医疗机构、疾病预防控制机构等依法开展疫苗临床试验

D. 疫苗临床试验应当遵循《药物临床试验质量管理规范》(GCP)

27. 全面负责药品质量管理工作,独立履行职责,在企业内部对药品质量管理具有裁决权的是

A. 质量管理工作人员

B. 企业负责人

C. 质量负责人

D. 药品采购工作人员

28. 医疗器械网络销售的企业,其医疗器械销售记

录应保存至医疗器械有效期后

A.1 年

B.2 年

C.3 年

D.5 年

29. 关于麻醉药品和精神药品购销的管理说法错误的是

A. 全国性批发企业,应当从定点生产企业购进麻醉药品和第一类精神药品

B. 区域性批发企业,可以从全国性批发企业购进麻醉药品和第一类精神药品

C. 从事第二类精神药品批发业务的企业,可以从第二类精神药品定点生产企业、具有第二类精神药品经营资格的定点批发企业购进第二类精神药品

D. 区域性批发企业只能向责任区内医疗机构供药,不得向其他医疗机构销售麻醉药品和第一类精神药品

30. 关于药品安全法律责任人员范围的说法,错误的是

A. 个人从事药品违法行为的,将依法追究个人法律责任,单位承担连带责任

B. 单位从事药品违法行为的,严重违法行为实行"双罚制",除对单位进行处罚外,还要依法处罚到人

C. 单位从事药品违法行为的,在单位实施的违法行为中起决定、批准、授意、纵容、指挥等作用的主管人员将依法追究个人法律责任

D. 单位从事药品违法行为的,在单位违法事实中具体实施违法行为并起较大作用的人员(单位的生产经营管理人员、职工,包括聘任、雇佣的人员)将依法追究个人法律责任

31. 根据《关于公安机关管辖的刑事案件立案追诉标准的规定(一)》规定,不属于生产销售假冒、伪劣产品的立案标准的是

A. 伪劣产品销售金额五万元以上的

B. 伪劣产品尚未销售,货值金额十五万元以上的

C. 伪劣产品销售金额不满五万元,但将已销售金额乘以三倍后,与尚未销售的伪劣产品货值金额合计十五万元以上的

D. 生产、销售的伪劣产品造成人员伤亡的

32. 鉴别假药、劣药的重要依据是

A. 药品名称

B. 批准文号

C. 药品成分

D. 用法用量

33. 某药店经营某种肽类激素,其经营行为不符合

规定的是

A. 在验收时,注意检查药品标签或说明书上是否按规定标注"运动员慎用"字样

B. 该药店所经营的这种肽类激素一定是胰岛素

C. 必须凭处方销售这种药品

D. 除了这种药品外,该药店不可以销售其他含兴奋剂药品

34. 药物临床试验分为Ⅰ期临床试验、Ⅱ期临床试验、Ⅲ期临床试验、Ⅳ期临床试验及生物等效性试验。关于各期临床试验的目的和主要内容的说法,错误的是

A. 新药在批准上市前,申请新药注册应当完成Ⅰ、Ⅱ、Ⅲ期临床试验

B. 在某些特殊情况下,经批准也可仅进行Ⅱ期、Ⅲ期临床试验或仅进行Ⅲ期临床试验

C. Ⅲ期临床试验评价药物利益与风险关系,最终为药物注册申请的审查提供充分依据

D. 所有药品均需进行Ⅲ期临床试验才能获得批准上市销售

35. 公众可以登录国家药品监督管理局网站查询相关数据。在数据查询中,不能查询到的信息是

A. 国产药品上市药品信息

B. 进口药品上市药品信息

C. 中国上市药品目录集

D. 药品注册申请受理信息

36. 《药品注册管理办法》规定,关于新药临床试验,Ⅰ期临床试验的目的是

A. 进一步验证药物对目标适应证患者的治疗作用和安全性,评价利益与风险关系,最终为药物注册申请的审查提供充分依据

B. 观察人体对新药的耐受程度和药代动力学,为制定给药方案提供依据

C. 考察在广泛使用条件下的药物的疗效和不良反应,评价在普通或者特殊人群中使用的利益与风险关系及改进给药剂量等

D. 初步评价药物对目标适应证患者的治疗作用和安全性

37. 鼓励地方将其他直接到市场、进企业、面向基层、面对老百姓的执法队伍,如商务执法、盐业执法等,整合划入市场监管综合执法队伍。其中由市县市场监管综合执法队伍统一承担的药品行政执法事项是

A. 药品经营销售等行为的执法

B. 药品生产行为的执法

C. 药品批发行为的执法

D. 药品研制行为的执法

38. 负责处方点评具体工作的是

A. 医院管理部门

B. 药学部门

C. 护理部门

D. 临床科室

39. 2020 年新型冠状病毒感染肺炎疫情在我国突发,该疾病被定性为乙类传染病。对于该传染病负责组织指导预防控制和医疗卫生救援的部门是

A. 药品监督管理部门

B. 中医药管理部门

C. 卫生健康部门

D. 医疗保障部门

40. 我国医疗机构药品的采购方式中最常用的是

A. 集中采购

B. 招标采购

C. 谈判采购

D. 定点生产

二、配伍选择题

答题说明

共 50 题,每题 1 分。题目分为若干组,每组题目对应同一组备选项,备选项可重复选用,也可不选用。每题只有 1 个备选项最符合题意。

[41~43]

A. 宪法

B. 法律

C. 行政法规

D. 部门规章

41. 经部务会议或者委员会会议决定,由部门首长签署命令予以公布的是

42. 由国务院有关部门或者国务院法制机构具体负责起草的是

43. 由全国人大及其常委会监督实施,并由全国人大常委会负责解释的是

[44~46]

A. 审评审批

B. 审评

C. 核准

D. 备案

44.《药品管理法》第二十五条第二款规定,国务院药品监督管理部门在审批药品时,对化学原料药一并

45.《药品管理法》第二十五条第二款规定,国务院药品监督管理部门在审批药品时,对相关辅料、直接接触药品的包装材料和容器一并

46.《药品管理法》第二十五条第二款规定,国务院药品监督管理部门在审批药品时,对药品的质量标准、生产工艺、标签和说明书一并

[47~48]

A. 使用"甲类目录"药品所发生的费用

B. 使用"乙类目录"药品所发生的费用

C. 使用中药饮片所发生的费用

D. 使用口服泡腾剂所发生的费用

47. 先由参保人员自付一定比例,再按基本医疗保险的规定支付的是

48. 按基本医疗保险的规定支付的是

[49~51]

A. 橙色标识

B. 红色标识

C. 绿色标识

D. 黄色标识

49. 根据《药品经营监督管理办法》对人工作业库房储存药品的管理规定,等待出库装运的药品应标示

50. 根据《药品经营监督管理办法》对人工作业库房储存药品的管理规定,药品养护人员发现库存药品中有一箱药品,疑似药品包装污染,该药品应标示

51. 根据《药品经营监督管理办法》对人工作业库房储存药品的管理规定,经质量管理部门检验属于不合格的药品应标示

[52~53]

A. 麦角胺

B. 麦角胺咖啡因片

C. 芬太尼

D. 阿桔片

52. 按第二类精神药品管理的是

53. 按药品类易制毒化学品管理的是

[54~55]

A. 内部咨询机构

B. 行政管理部门

C. 专业技术性部门

D. 技术辅助部门

54. 药事管理与药物治疗学委员会(组)是促进临床合理用药、科学管理医疗机构药事工作、具有学术研究性质的

55. 药学部门是负责药品质量、合理用药和药品供

应保障的

[56～57]
A.民事责任
B.刑事责任
C.行政处罚
D.行政处分

56.吊销许可证属于
57.因药品缺陷向患者赔偿属于

[58～59]
A.曲马多
B.美沙酮
C.氢吗啡酮
D.氯胺酮

58.属于第一类精神药品的是
59.属于第二类精神药品的是

[60～61]
A.3日内
B.5日内
C.3个月前
D.6个月前

60.列入国家实施停产报告的短缺药品清单的,向所在地省、自治区、直辖市药品监督管理部门报告的时间应在计划停产实施

61.列入国家实施停产报告的短缺药品清单的,发生非预期停产后报告所在地省、自治区、直辖市药品监督管理部门的时限是

[62～63]
A.守信等级
B.警示等级
C.失信等级
D.严重失信等级

62.被撤销批准证明文件、责令停产停业、暂扣生产(经营)许可证、暂扣营业执照的,药品安全信用等级应该认定为

63.药品企事业单位拒绝、阻挠执法人员依法进行监督检查、抽验和索取有关资料或者拒不配合执法人员依法进行案件调查的,药品安全信用等级应该认定为

[64～66]
A.公开原则
B.便民和效率原则
C.信赖保护原则
D.法定原则

64.未经全国人民代表大会常务委员会公布的《药师法(征求意见稿)》中涉及的行政许可规定不得作为实施行政许可的依据,体现了行政许可的

65.执业药师由执业单位所在地省级药品监督管理部门进行注册许可体现了设定和实施行政许可的

66.行政机关不得擅自改变已经生效的行政许可

[67～68]
A.不超过2年,且不应超过申请资料中所有证明文件的有效期
B.不超过3个月(有效期时限不跨年度)
C.不超过1年
D.不超过5年

67.《药品出口销售证明》的有效期是
68.《一次性进口药材批件》的有效期是

[69～71]
A.主动召回
B.责令召回
C.重新召回或扩大召回范围
D.销毁

69.药品监督管理部门经过审查和评价,认为召回不彻底或需要采取更为有效的措施的,应当要求药品生产企业

70.药品生产企业对收集的信息进行分析,对可能存在安全隐患的药品进行调查评估,发现药品存在安全隐患的,由该药品生产企业

71.药品监督管理部门经过调查评估,认为存在安全隐患,可以针对药品生产企业采取的措施是

[72～74]
A.国务院药品监督管理部门
B.省、自治区、直辖市药品监督管理部门
C.设区的市级药品监督管理部门
D.县级药品监督管理部门

72.根据《疫苗管理法》,开展疫苗临床试验及在中国境内申请疫苗上市的,批准部门是
73.根据《疫苗管理法》,从事疫苗生产活动的,批准部门是
74.根据《疫苗管理法》,疫苗上市许可持有人超出疫苗生产能力确需委托生产的,批准部门是

[75～76]
A.批准
B.备案
C.报告
D.认证

75.根据《药品召回管理办法》,药品生产企业在作

出药品召回决定后,应当制定召回计划并组织实施,并且在规定期限内通知有关药品经营企业、使用单位停止销售和使用,同时向所在地省级药品监督管理部门

76. 根据《药品召回管理办法》,药品生产企业在启动药品召回后,在规定期限内应当将调查评估报告和召回计划提交给所在地省级药品监督管理部门

[77~79]
A. 麻醉药品
B. 第一类精神药品
C. 第二类精神药品
D. 医疗用毒性药品

77. γ-羟丁酸属于

78. 芬太尼属于

79. 戊巴比妥属于

[80~82]
A. 基本形成内涵丰富、结构合理的健康产业体系
B. 全面形成内涵丰富、结构合理的健康产业体系
C. 建成与社会主义现代化国家相适应的健康国家
D. 健康产业繁荣发展

80. 根据《"健康中国 2030"规划纲要》,到 2030 年,健康中国的战略目标是

81. 根据《"健康中国 2030"规划纲要》,到 2020 年,健康中国的战略目标是

82. 根据《"健康中国 2030"规划纲要》,到 2050 年,健康中国的战略目标是

[83~85]
A. 国家药品监督管理部门
B. 省级药品监督管理部门
C. 市级药品监督管理部门
D. 口岸药品监督管理部门

83. 一次性进口药材批件的核发部门是

84. 首次进口药材的申请和审批管理部门是

85. 进口药材进口通关时的备案管理部门是

[86~87]
A. 行政机关
B. 行政机关或行政机关申请人民法院
C. 人民法院
D. 行政机关或其上级行政机关

86. 行政许可的执法主体是

87. 根据利害关系人的请求或者依据职权,可以撤销行政许可的执法主体是

[88~90]
A. 中药学专业大专以上学历或者具有中药学中级以上专业技术职称
B. 中药学专业中专以上学历或者具备中药调剂员资格
C. 中药学专业中专以上学历或者具有中药学中级以上专业技术职称
D. 中药学专业中专以上学历或者具有中药学初级以上专业技术职称

88. 中药饮片批发企业从事中药材、中药饮片验收工作的人员应当具有

89. 中药饮片批发企业从事中药材、中药饮片养护工作的人员应当具有

90. 中药饮片零售企业从事中药饮片质量管理、验收、采购的人员应当具有

三、综合分析选择题

答题说明

共 20 题,每题 1 分。题目分为若干组,每组题目基于同一个临床情景、病例、实例或者案例的背景信息逐题展开。每题的备选项中,只有 1 个最符合题意。

[91~94]

2020 年 2 月 5 日,王某开办单体药店,将甲医院工作的张某作为企业负责人申办《药品经营许可证》。3 月 21 日,所在地设区的市级市场监督管理部门核发了《药品经营许可证》,同时张某完成了执业药师首次注册。该药店正准备开业时,被竞争对手举报,所在地市场监督管理部门通过举报检查查处了王某开办的单体药店。给予该药店的行政处罚是撤销相关许可,十年内不受理其相应申请,并处五十

万元罚款。同时将该药店、张某记入信用记录。

91. 上述情景中,所在地市场监督管理部门对王某开办的单体药店的定性为
A. 提供虚假的证明、资料或者采取其他手段骗取药品经营许可
B. 未遵守药品经营质量管理规范
C. 药品经营企业未按照规定调配处方
D. 严重违反药品经营质量管理规范

92. 上述情景中,所在地市场监督管理部门将王某开办

的单体药店记入的信用记录名称和级别分别是

A. 药品安全信用信息、严重失信等级

B. 个人诚信信息、严重失信等级

C. 药品安全信用信息、失信等级

D. 个人诚信信息、失信等级

93. 上述情景中,所在地市场监督管理部门对张某行为的定性及信息记录记入的系统分别是

A. 执业药师挂证、作为个人诚信信息记入全国执业药师注册管理信息系统

B. 未配备执业药师、作为个人诚信信息记入全国执业药师注册管理信息系统

C. 执业药师挂证、作为个人诚信信息记入中国人民银行征信信息系统

D. 未配备执业药师、作为个人诚信信息记入中国人民银行征信信息系统

94. 上述情景中,所在地市场监督管理部门对该药店行政处罚的信息公布形式为

A. 作为违法记录进行公布

B. 上报省级药品监督管理部门作为药品安全信息统一公布

C. 上报国家药品监督管理部门作为药品安全信息统一公布

D. 无须公布

[95~98]

甲药店经营药品和医疗器械,药品有处方药、甲类非处方药和乙类非处方药,医疗器械有检查手套(境内一种品牌)、体温计(境内、进口和香港各一种品牌)。境内检查手套采购自境内乙医疗器械生产企业,境内体温计采购自境内丙医疗器械生产企业,进口体温计采购自境外丁医疗器械生产企业,香港体温计采购自香港戊医疗器械生产企业。假设这些生产企业只生产一种医疗器械。

95. 甲药店经营医疗器械实行的管理制度及管理部门分别为

A. 备案管理,省级药品监督管理部门

B. 备案管理,设区的市级药品监督管理部门

C. 许可管理,省级药品监督管理部门

D. 许可管理,设区的市级药品监督管理部门

96. 甲药店经营医疗器械具备的必需条件不包括

A. 具有与经营范围和经营规模相适应的贮存条件,全部委托其他医疗器械经营企业贮存的可以不设立库房

B. 具有符合医疗器械经营质量管理要求的计算机信息管理系统

C. 具有与经营的医疗器械相适应的专业指导、技术培训和售后服务能力

D. 具有与经营的医疗器械相适应的质量管理

制度

97. 不需要具备《医疗器械注册证》的企业是

A. 乙医疗器械生产企业

B. 丙医疗器械生产企业

C. 丁医疗器械生产企业

D. 戊医疗器械生产企业

98. 甲药店除了需要满足药品 GSP 外,还需要满足

A. 医疗器械非临床试验质量管理规范

B. 医疗器械临床试验质量管理规范

C. 医疗器械生产质量管理规范

D. 医疗器械经营质量管理规范

[99~102]

2020 年 1 月 15 日,在一个研讨班上,学员对假劣药情形、适用法律和法律责任展开了讨论。讨论的情形主要包括四个,一是多加防腐剂生产儿童退热药;二是多加药用淀粉少用主药生产降压药;三是部分药品超过有效期;四是某抗菌药物的外包装上标示的适应证与批准的药品说明书中的适应证表述不一致,其外包装上添加了可以作为前列腺炎的二线用药的适应证等。

99. 上述信息中所指的四种情形,应定性为假药的是

A. 多加防腐剂生产儿童退热药

B. 多加药用淀粉生产降压药

C. 药品超过有效期

D. 外包装上标示的适应证超过批准的说明书内容

100. 上述信息中所指的生产假劣药情形,属于在处罚幅度内从重处罚的是

A. 多加药用淀粉生产降压药

B. 药品超过有效期

C. 外包装上标示的适应证超过批准的说明书内容

D. 多加防腐剂生产儿童退热药

101. 根据最高人民法院、最高人民检察院的《关于办理危害药品安全刑事案件适用法律若干问题的解释》,针对第四种情形,如果所在企业生产金额达到 100 余万元,已经销售金额达到 15 万元,但尚未造成人员的伤害和死亡,应该认定为

A. 足以危害人体健康

B. 其他特别严重情节

C. 对人体健康造成严重危害

D. 其他严重情节

102. 根据药品管理法、刑法及其相关司法解释,针对第四种情形,如果所在的药品生产企业生产金额达到 100 余万元,已经销售金额达到 15 万元,但尚未造成人员的伤害和死亡,关于企业和

相关责任人法律责任的说法,错误的是
- A.药品监督管理部门应当吊销所在企业的《药品生产许可证》
- B.本案属于单位犯罪,单位负刑事责任,直接责任人员只需承担行政责任
- C.本案应移交公安机关,追究刑事责任
- D.本案中直接负责的主管人员和其他直接责任人员的刑事责任是"处10年以上有期徒刑、无期徒刑或者死刑,并处罚金或者没收财产"

[103～104]

各类药物在治病、保健甚至是养生、美容等方面都发挥着积极作用,在人们生活中的地位也水涨船高,已经成为一个关乎社会稳定的重要因素,为此,药品安全问题得到了社会各界的高度重视。

103. 下列关于药品安全的重要性说法正确的是
- A.广义的药品安全问题是指按照规定的适应证和用法、用量使用药品后,人体产生不良反应的程度
- B.狭义的药品安全问题是指药品质量问题、不合理用药和药品不良反应,以及药品短缺等
- C.安全的药品是一种"可接受"的有临床疗效的药品
- D.在药品研发过程中,必须保证"零风险"

104. 药品安全风险管理的目的是
- A.使药品风险最小化,从而保障公众用药安全
- B.健全药品安全管理的各项法律法规
- C.完善药品安全监管体系建设
- D.加强药品研发经营的环节

[105～106]

甲省乙药品生产企业在丙省丁报纸上发布药品广告,该广告与批准的内容不符,声称"服用当天血压降低,服用3天心慌心悸消失,服用15天药量减停,各项指标恢复正常,没有副作用,安全放心"。药品广告审查机关核定该广告是虚假药品广告,进行了行政处罚。已知甲省、丙省药品广告审查机关是药品监督管理部门。

105. 乙药品生产企业对案例情景中所涉及的行政处罚不服,可以提起行政复议的部门是
- A.丙省药品监督管理局
- B.丙省市场监督管理局
- C.甲省药品监督管理局
- D.甲省市场监督管理局

106. 乙药品生产企业对案例情景中所涉及的行政处罚不服,直接提出行政诉讼的部门及时限分别为
- A.药品监督管理部门,6个月内
- B.人民法院,6个月内
- C.药品监督管理部门,3个月内
- D.人民法院,3个月内

[107～110]

"药品零售药店甲"的经营类别有处方药、甲类非处方药和乙类非处方药,该药店法人代表为执业药师。为了进一步提高药店药学服务水平,该药店2019年6月5日招聘了1名执业药师王某。2019年7月7日,王某家中有急事请假。

107. 王某的执业岗位应该是
- A.采购岗位
- B.验收岗位
- C.质量管理岗位
- D.处方审核岗位

108. 王某对于乙类非处方药的认识,错误的是
- A.乙类非处方药专有标识的颜色为绿色,表示相对安全
- B.乙类非处方药的专有标识可以单色印刷
- C.乙类非处方药不可能是中西药复方制剂
- D.乙类非处方药可能是监测期内的药品

109. 下列药店对药品的摆放方式,错误的是
- A.处方药、非处方药分区陈列
- B.乙类非处方药开架自选
- C.在柜台摆放经营闹羊花
- D.拆零销售药品集中存放于拆零专柜或专区

110. 2019年7月7日,该药店可以不采取的措施是
- A.挂牌告知执业药师王某不在岗
- B.向所在地县级药品监督管理部门报告
- C.停止销售处方药
- D.停止销售甲类非处方药

四、多项选择题

答题说明

共10题,每题1分。每题的备选项中,有2个或2个以上符合题意,错选、少选均不得分。

111. 根据《疫苗管理法》,关于疫苗上市许可持有人 | 销售疫苗的说法,正确的是

A.疫苗上市许可持有人在销售国产疫苗时,应当提供加盖其印章的批签发证明复印件或者电子文件

B.疫苗上市许可持有人在销售进口疫苗时,应当提供加盖其印章的批签发证明复印件或者电子文件、进口药品通关单复印件或者电子文件

C.疾病预防控制机构在接收国产免疫规划疫苗时,应当索取加盖疫苗上市许可持有人印章的批签发证明复印件或者电子文件的证明文件,并保存至疫苗有效期满后不少于5年备查

D.疾病预防控制机构在购进国产非免疫规划疫苗时,应当索取加盖疫苗上市许可持有人印章的批签发证明复印件或者电子文件的证明文件,并保存至疫苗有效期满后不少于5年备查

112.根据《药品经营监督管理办法》,省级药品监督管理部门负责

A.药品批发企业经营范围的变更

B.拟办开药品批发企业的企业名称审核

C.药品批发企业《药品经营许可证》的核发

D.药品批发企业《药品经营许可证》的换发

113.根据《中共中央国务院关于深化医疗卫生体制改革的意见》基本医疗卫生制度的主要内容包括

A.公共卫生服务体系

B.医疗服务体系

C.医疗保障体系

D.医疗卫生人才体系

114.批发企业验证控制文件包括

A.验证方案

B.验证报告

C.偏差处理

D.预防措施

115.新修订《药品管理法》构建药品安全法律责任体系,体现了"最严厉的处罚和最严肃的问责",体现了药品从严管理的态度,体现了重典治乱的决心的主要法律规定包括

A.构建"地方政府负总责、监管部门各负其责、企业是第一责任人"的药品安全责任体系

B.强化药品安全企业是第一责任人的责任

C.加大对药品违法行为的执法力度和对违法行为的处罚力度

D.明确规定了首负责任制和惩罚性赔偿

116.以下情形应以生产、销售假药罪定罪处罚的有

A.在药物非临床研究或药物临床试验过程中故意使用虚假试验用药品的

B.瞒报与药物临床试验用药品相关的严重不良事件的

C.故意损毁原始药物非临床研究数据或者药物临床试验数据的

D.编造受试动物信息、受试者信息、主要试验过程记录、研究数据、检测数据等药物非临床研究数据或者药物临床试验数据,影响药品安全性、有效性评价结果的

117.根据《药品经营质量管理规范》及相关附录,药品到货时,收货人员核对药品的依据包括

A.随货同行单(票)

B.采购记录

C.发票

D.验收记录

118.在经营活动中要持续符合药品GSP的要求的企业或环节包括

A.药品批发企业

B.药品零售企业

C.药品上市许可持有人开办的药店

D.药品生产企业生产药品环节

119.属于血液制品的有

A.人血白蛋白

B.人胎盘血白蛋白

C.静脉注射用人免疫球蛋白

D.人凝血酶原复合物

120.药品上市许可持有人应当以补充申请方式申报,批准后实施的有

A.药品生产过程中的重大变更

B.药品说明书中涉及有效性内容的变更

C.持有人转让药品上市许可

D.药品说明书中增加安全性风险的变更

执业药师资格考试

药事管理与法规

押题秘卷（三）

考生姓名：＿＿＿＿＿＿＿＿

准考证号：＿＿＿＿＿＿＿＿

工作单位：＿＿＿＿＿＿＿＿

一、最佳选择题

1. 根据《医疗机构药事管理规定》,关于医院药师工作职责的说法,错误的是
   A. 负责处方及用药医嘱审核
   B. 负责指导病房(区)护士请领、使用与管理药品
   C. 参与临床药物治疗,对临床药物治疗提出意见或调整建议
   D. 开展药品质量监测,对所在医院的药物治疗负全责

2. 生物等效性试验指用生物利用度研究的方法,以药代动力学参数为指标,比较同一种药物的相同或者不同剂型的制剂,在相同的试验条件下,其活性成分吸收程度和速度有无统计学差异的人体试验。关于生物等效性试验的说法,错误的是
   A. 开展生物等效性试验的,应当报国家药品监督管理局药品审评中心批准
   B. 一般仿制药的研制需要进行生物等效性试验
   C. 原则上,企业应采用体内生物等效性试验的方法进行仿制药质量和疗效一致性评价
   D. 生物等效性试验用样品的处方、工艺、生产线应与商业化生产保持一致

3. 负责仿制药质量和疗效一致性评价的技术审评机构是
   A. 中国食品药品检定研究院
   B. 国家药品监督管理局药品审评中心
   C. 国家药品监督管理局药品评价中心
   D. 国家基本药物工作委员会

4. 承担国家基本药物工作委员会日常工作的是
   A. 国家发展和改革委员会
   B. 工业和信息化部
   C. 国家卫生健康委员会
   D. 商务部

5. 根据《进口药材管理办法》,下列说法错误的是
   A. 药材进口单位是指办理首次进口药材审批的申请人或者办理进口药材备案的单位
   B. 国家药品监督管理局主管全国进口药材监督管理工作
   C. 药材进口单位应当是中国境内的中成药上市许可持有人、中药生产企业,以及具有中药材或者中药饮片经营范围的药品经营企业

   D. 国家中医药管理局负责进口药材的备案

6. 药物临床试验用药品的管理,应当符合《药物临床试验质量管理规范》的有关要求。关于开展药物临床试验的说法,错误的是
   A. 药物临床试验应当在批准后3年内实施
   B. 药物临床试验申请自获准之日起,3年内未有受试者签署知情同意书的,该药物临床试验许可自行失效
   C. 没有实施的药物临床试验在批准3年后仍需实施药物临床试验的,可以办理一次延续申请
   D. 开展药物临床试验,应当经伦理委员会审查同意

7. 国家市场监督管理总局(国市监网监〔2019〕46号)文件明确,整合原工商、质检、食品药品、物价、知识产权等部门对外设置的投诉举报热线电话。整合之后的药品投诉举报电话是
   A. 120
   B. 12315
   C. 12320
   D. 1233

8. 关于药品标准的说法,正确的是
   A. 国家药品标准包括法定标准和非法定标准
   B. 国家药品标准由中国食品药品检定研究院编纂并发布
   C. 企业标准是企业内控标准,各指标均不得低于国家药品标准
   D. 《中国药典》收载的质量标准是药品质量的最高标准

9. 依据《化妆品卫生监督条例》,我国将化妆品分为特殊用途化妆品、非特殊用途化妆品。下列属于非特殊用途化妆品的是
   A. 染发类
   B. 除斑类
   C. 香水类
   D. 防晒类

10. 医疗器械是直接或者间接作用于人体的仪器、设备、器具、体外诊断试剂及校准物、材料及其他类似或者相关的物品,关于医疗器械管理要求的说法,错误的是
    A. 从国外进口血管支架的,由国家药品监督管理部门审查,批准后发给医疗器械注册证

B. 从国外进口第二类医疗器械,实行注册管理

C. 体外诊断试剂按照《体外诊断试剂注册管理办法》办理医疗器械产品备案或者注册

D. 由消费者个人自行使用的医疗器械,应当标明安全使用方面的特别说明

11. 批准科学研究、教学单位需要使用麻醉药品和精神药品开展实验、教学活动而购买麻醉药品和精神药品的是
    A. 国家药品监督管理部门
    B. 省级药品监督管理部门
    C. 市级药品监督管理部门
    D. 市级卫生行政部门

12. 根据《疫苗管理法》,关于药品上市许可持有人疫苗批签发的说法,错误的是
    A. 不予批签发的疫苗不得销售,并应当由省、自治区、直辖市人民政府药品监督管理部门监督销毁
    B. 不予批签发的进口疫苗应当由口岸所在地药品监督管理部门监督销毁或者依法进行其他处理
    C. 对生产工艺偏差、质量差异、生产过程中的故障和事故及采取的措施,疫苗上市许可持有人应当如实记录,并在相应批产品申请批签发的文件中载明
    D. 对生产工艺偏差、质量差异、生产过程中的故障和事故及采取的措施可能影响疫苗质量的,疫苗上市许可持有人应当立即整改,并及时将整改情况向责令其整改的部门报告

13. 关于《中药材生产质量管理规范》的说法,错误的是
    A. GAP 的核心是真实、优质、可控、稳定
    B. GAP 适用于中药材生产企业生产中药材(含植物、动物药)的全过程
    C. GAP 和环境保护的关联不大
    D. GAP 是中药材生产和质量管理的基本准则

14. 甲企业核发的《药品经营许可证》经营范围项下某类药品明确为"蛋白同化制剂"。这类药品制剂是甲企业从乙药品上市许可持有人开办的企业采购的。那么甲企业属于
    A. 药品生产企业
    B. 药品批发企业
    C. 药品零售企业
    D. 普通商业企业

15. 关于鼓励药品零售连锁的措施,错误的是
    A. 药品零售连锁企业可不再设立仓库
    B. 允许药品零售连锁企业采取"网订店取""网订店送"方式销售药品

C. 鼓励药品零售连锁企业在乡镇、村镇设店的积极性,支持进入农村市场

D. 取消只有经过审批的药品零售连锁企业定点门店方可经营第二类精神药品的限制

16. 医院使用的药品采购周期原则上是
    A. 一年一次
    B. 两年一次
    C. 一年两次
    D. 一年三次

17. 在制剂过程中形成的固有特性是
    A. 有效性
    B. 安全性
    C. 稳定性
    D. 均一性

18. 下列可以列入药品零售企业持有的药品经营许可证经营范围内的药品是
    A. 胰岛素外的肽类激素
    B. 第一类精神药品
    C. 药品类易制毒化学品
    D. 冷藏、冷冻药品

19. 有关药品标准制定原则的说法,错误的是
    A. 体现"安全有效、技术先进、科学严谨、经济合理"的原则
    B. 根据"准确、权威、国际领先"的原则选择并规定检测方法
    C. 检测项目应体现药品内在质量的控制
    D. 标准规定的各种限量应结合实践

20. 药品安全的第一责任人是
    A. 药品上市许可持有人
    B. 执业药师
    C. 药品批发企业质量负责人
    D. 医院采购部门

21. 根据《关于加强医疗机构药事管理促进合理用药的意见》(国卫医发〔2020〕2 号),国家以临床用药需求为导向,动态调整国家基本药物目录。各地要加大力度促进基本药物优先配备使用,推动各级医疗机构形成以基本药物为主导的"1+X"用药模式。关于"1+X"用药模式的说法,错误的是
    A. "1"为国家基本药物目录中的药物
    B. "X"为非基本药物,应当经过省级药事管理与药物治疗学委员会充分评估论证,并优先选择省级组织集中采购和使用药品及省级医保目录药品
    C. 鼓励城市医疗集团、县域医疗共同体等建立药品联动管理机制,规范各级医疗机构用药目录
    D. 各级卫生健康行政部门要加强医疗机构药

品使用监测,定期分析辖区内医疗机构药品配备使用情况,指导督促公立医疗机构不断优化用药目录,形成科学合理的用药结构

22. 根据《处方管理办法》,关于处方书写规则的说法,错误的是
    A. 书写药品名称、剂量、规格、用法、用量要准确规范
    B. 药品用法可用规范的中文、英文、拉丁文或者缩写体书写
    C. 医疗机构或医师、药师不得自行编制药品缩写名称或者使用代号
    D. 药品名称应当使用规范的中文、英文或拉丁文名称书写

23. 《中华人民共和国药品管理法》第十九条规定"国务院药品监督管理部门应当自受理临床试验申请之日起六十个工作日内决定是否同意并通知临床试验申办者,逾期未通知的,视为同意"。这项临床试验的制度设计是
    A. 临床试验机构资格认定备案管理制度
    B. 临床试验一次性批准制度
    C. 临床试验伦理审查制度
    D. 临床试验申请默示许可制度

24. 根据《疫苗管理法》,关于疫苗采购和配送要求的说法,错误的是
    A. 疫苗上市许可持有人应当按照采购合同约定,向疾病预防控制机构供应疫苗
    B. 疾病预防控制机构应当按照规定向接种单位供应疫苗
    C. 疾病预防控制机构以外的单位和个人不得向接种单位供应疫苗,接种单位不得接收该疫苗
    D. 疫苗上市许可持有人禁止向接种单位直接配送疫苗

25. 有关药品监督检查的说法,错误的是
    A. 药品监督检查是指药品监督管理部门依照法律、法规的规定对药品研制、生产、经营和药品使用单位对照相应的质量管理规范等要求进行合规确认、风险研判、检查评价,建立药品安全信用档案并依法向社会公布结果的药品技术监督过程
    B. 药品监督检查是加强药品全生命周期的风险防控,落实源头严防、过程严管、风险严控要求,提高药品质量安全水平的重要手段
    C. 药品监督管理部门应当对高风险的药品实施重点监督检查
    D. 对有证据证明可能存在安全隐患的,药品监督管理部门根据监督检查情况,应当责令召回

26. 在药品生产企业应当具备的条件中,不包括
    A. 具有适当资质并经过培训的人员
    B. 足够的厂房和空间
    C. 新药研发的团队和仪器设备
    D. 经过批准的生产工艺规程

27. 下列不属于药品批发企业开办条件的是
    A. 具有能够保证药品储存质量、与其经营品种和规模相适应的仓库,仓库中配备适合药品储存的专用货架和设施设备
    B. 具有独立的计算机管理信息系统,能覆盖企业药品经营和质量控制全过程,并实现药品信息化追溯
    C. 具有所经营药品相适应的质量管理机构和人员
    D. 具有保证药品质量的规章制度,开办许可后需要遵循 GSP 的要求

28. 根据《中华人民共和国食品安全法》,关于保健食品的说法正确的是
    A. 食品生产经营者对食品广告内容的真实性、合法性负责。应当在广告中声明"本品不能代替药物"
    B. 保健食品是指具有特定保健功能、辅助用于疾病治疗的特殊食品
    C. 首次进口的补充维生素、矿物质等营养物质类保健食品,应当注册
    D. 国产保健食品实行备案管理,备案号格式为食健备 G +4 位年代号 +4 位顺序号

29. 申请《麻醉药品、第一类精神药品购用印鉴卡》应符合的条件是
    A. 有公安报警系统联网报警装置
    B. 具有与使用麻醉药品和第一类精神药品相关的诊疗科目
    C. 具有使用麻醉药品、精神药品能力的主治以上资格的医师
    D. 具有兼职从事麻醉药品和第一类精神药品管理的药学专业技术人员

30. 处罚药品经营企业在药品购销中暗中给予使用其药品的医疗机构的负责人以财务或其他利益的部门是
    A. 市场监督管理部门
    B. 药品监督管理部门
    C. 卫生行政部门
    D. 公安部门

31. 根据《药品管理法》,医疗机构将其配制的制剂在市场销售的,责令改正,没收违法销售的制剂和违法所得,并处
    A. 违法销售制剂货值金额一倍以上二倍以下的罚款

B. 违法销售制剂货值金额一倍以上三倍以下的罚款

C. 违法销售制剂货值金额二倍以上三倍以下的罚款

D. 违法销售制剂货值金额二倍以上五倍以下的罚款

32.《药品管理法》第一百四十四条规定"因药品质量问题受到损害的,受害人可以向药品上市许可持有人、药品生产企业请求赔偿损失,也可以向药品经营企业、医疗机构请求赔偿损失",接到受害人赔偿请求的,先行赔付;先行赔付后,可以依法追偿。这属于

A. 民事赔偿首负责任制

B. 民事赔偿后负责任制

C. 民事赔偿共负责任制

D. 民事赔偿不负责任制

33. 根据《疫苗管理法》,关于非免疫规划疫苗采购、配送和接种管理要求的说法,错误的是

A. 疫苗上市许可持有人必须自行配送非免疫规划疫苗,禁止委托配送非免疫规划疫苗

B. 疾病预防控制机构可以自行配送疫苗,也可以委托符合条件的疫苗配送单位配送疫苗

C. 疾病预防控制机构配送非免疫规划疫苗可以收取储存、运输费用,具体办法由国务院财政部门会同国务院价格主管部门制定,收费标准由省、自治区、直辖市人民政府价格主管部门会同财政部门制定

D. 接种单位接种非免疫规划疫苗,除收取疫苗费用外,还可以收取接种服务费,接种服务费的收费标准由省、自治区、直辖市人民政府价格主管部门会同财政部门制定

34. 关于药物临床试验管理的说法,错误的是

A. 试验用药物应有适当的包装与标签,使用由研究者负责,必须保证仅用于该临床试验的受试者,由专人负责并记录

B. 受试者的权益、安全和健康必须高于对科学和社会利益的考虑

C. 临床试验应符合伦理道德标准,药物临床试验方案在提出临床试验申请前必须经过伦理委员会审查批准

D. 新药上市前须完成Ⅳ期临床试验,以充分考察评价该新药的收益与风险关系

35. 关于医疗器械标签的说法,错误的是

A. 标签主要附在医疗器械或其包装上

B. 标签的目的是识别产品特征和安全警示

C. 标签标明安全警示等信息可用文字说明

D. 标签标明安全警示等信息不可以用图形、符号

36. 根据《中华人民共和国药品管理法》,生产药品所需的原料、辅料必须符合

A. 食用标准

B. 行业标准

C. 药用要求

D. 卫生要求

37. 根据《中华人民共和国药品管理法》第九十九条规定,药品监督管理部门应当依照法律、法规的规定对药品零售企业经营药品等活动进行监督检查,必要时可以对为该药店提供产品或者服务的单位和个人进行

A. 许可检查

B. 日常检查

C. 飞行检查

D. 延伸检查

38. 关于医疗机构药品购进渠道和采购规定的说法,正确的是

A. 医疗机构临床使用的药品采购工作由药学部门承担

B. 医疗机构使用的药品都是从市场上购进的

C. 医疗机构药事管理与药物治疗学委员会要按照集体决策、程序公开、阳光采购的要求,直接确定药品生产企业或药品上市许可持有人、配送企业

D. 医疗机构在签订药品采购合同之前,要逐一查验供货商的许可文件和供应品种的许可文件,销售人员的证件在具体采购时核验

39. 国家药品监管部门为确保疫苗等生物制品的安全、有效,在每批产品上市前由指定的药品检验机构对其进行审核、检验及签发的监督管理行为是

A. 监督检查

B. 飞行检查

C. 注册检验

D. 批签发

40. 根据《中华人民共和国药品管理法》及其实施条例,关于医疗机构药剂管理的说法,错误的是

A. 医疗机构购进药品必须有真实完整的药品购进记录

B. 药品发放应当遵循"近效期先出"的原则

C. 医疗机构药品购进记录必须注明药品的商品名称

D. 医疗机构审核和调配处方的药剂人员必须是依法经资格认定的药学技术人员

二、配伍选择题

[41～43]
A.中国食品药品检定研究院
B.国家药品监督管理局食品药品审核查验中心
C.国家药品监督管理局药品评价中心
D.国家药品监督管理局高级研修学院

41.参与拟订、调整非处方药目录的机构是
42.承担职业化药品检查员教育培训工作的机构是
43.负责组织制定药品、医疗器械、化妆品检查制度规范和技术文件的机构是

[44～46]
A.适应证
B.药物相互作用
C.禁忌
D.注意事项

44.某药品与其他药品合并用药的注意事项应列在
45.需要慎用某药品(如肝、肾功能问题)的内容应列在
46.某化学药品可以辅助治疗某种疾病的内容应列在

[47～48]
A.行政强制措施
B.行政处罚
C.行政强制执行
D.行政诉讼

47.甲药品监督管理部门在监督检查中,对有证据证明可能危害人体健康的疫苗及其有关材料可以采取的措施是
48.乙市场监督管理部门在新型冠状病毒性肺炎期间查封了某药店囤积的口罩,后向人民法院申请将查封、扣押的口罩用于疫情防控,这属于

[49～51]
A.3年
B.5年
C.10年
D.20年

49.《药品经营许可证》正本和副本有效期为
50.对依法收回的药品经营许可证,发证机关应当建档保存
51.对依法作废的药品经营许可证,发证机关应当建档保存

[52～53]
A.国务院药品监督管理部门
B.省级药品监督管理部门
C.国务院公安部门
D.县级以上地方公安机关

52.负责对造成麻醉药品药用原植物、麻醉药品和精神药品流入非法渠道的行为进行查处的机构是
53.负责对本行政区域内造成麻醉药品和精神药品流入非法渠道的行为进行查处的机构是

[54～55]
A.前记
B.附录
C.正文
D.后记

54.住院病历号属于
55.药品名称属于

[56～57]
A.五年内不得从事中医药相关活动
B.终身禁止从事药品生产、经营活动
C.五日以上十五日以下拘留
D.十年内禁止从事医药行业

56.根据《中华人民共和国中医药法》和《中华人民共和国药品管理法》,在中药材种植过程中使用剧毒、高毒农药的,依照有关法律、法规规定给予处罚;情节严重的,可以由公安机关对其直接负责的主管人员和其他直接责任人员处
57.根据《中华人民共和国中医药法》和《中华人民共和国药品管理法》,举办中医诊所、炮制中药饮片、委托配制中药制剂应当备案而未备案,或者备案时提供虚假材料,拒不改正的,其直接责任人员处

[58～59]
A.市级药品监督管理部门
B.省级药品监督管理部门
C.国务院药品监督管理部门
D.国家卫生健康委员会

58.负责开办血液制品经营单位审批的是
59.负责全国进出口血液制品的审批及监督管理的是

[60 ~ 62]

A. 1 日内

B. 2 日内

C. 3 日内

D. 7 日内

60. 根据《药品召回管理办法》,药品生产企业在启动药品召回后,将调查评估报告和召回计划提交给所在地省级药品监督管理部门备案,一级召回应

61. 根据《药品召回管理办法》,药品生产企业在启动药品召回后,将调查评估报告和召回计划提交给所在地省级药品监督管理部门备案,二级召回应

62. 根据《药品召回管理办法》,药品生产企业在启动药品召回后,将调查评估报告和召回计划提交给所在地省级药品监督管理部门备案,三级召回应

[63 ~ 64]

A. 药品可以预防的疾病

B. 服用药品对于临床检验的影响

C. 服用药品后出现皮疹,停药后可恢复

D. 禁止应用该药品的疾病情况

63. 应列在不良反应项下的内容是

64. 应列在注意事项项下的内容是

[65 ~ 66]

A.《中国药典》

B. 企业标准

C. 注册标准

D. 行业标准

65. 药品质量的最低标准是

66. 由国家药品监督管理部门批准给申请人的特定药品标准是

[67 ~ 68]

A. 药品通用名称

B. 药品商品名称

C. 化学药品名称

D. 中药材名称

67. 与国家批准的该品种药品标准中的药品名称一致的称为

68. 未经批准不得使用的药品名称为

[69 ~ 71]

A. 药品上市许可持有人(含药品生产企业)

B. 药品批发企业

C. 药品零售企业

D. 药品监督管理部门

69. 根据《药品召回管理办法》,可以作出责令召回决定的是

70. 根据《药品召回管理办法》,可以作出主动召回决定的是

71. 根据《药品召回管理办法》,协助履行召回义务、控制和收回存在安全隐患的麻醉药品的是

[72 ~ 74]

A. 疫苗有效期满后不少于 5 年备查

B. 不少于 5 年备查

C. 超过疫苗有效期 1 年,不得少于 5 年备查

D. 超过疫苗有效期 1 年,不得少于 3 年备查

72. 根据《疫苗管理法》,疫苗上市许可持有人应当按照规定,建立真实、准确、完整的销售记录,并保存至

73. 根据《疫苗管理法》,疾病预防控制机构、接种单位、疫苗配送单位应当按照规定,建立真实、准确、完整的接收、购进、储存、配送、供应记录,并保存至

74. 疾病预防控制机构、接种单位接收或者购进疫苗时,应当索取本次运输、储存全过程温度监测记录,并保存至

[75 ~ 76]

A. 四级召回

B. 三级召回

C. 二级召回

D. 一级召回

75. 对可能引起暂时的或者可逆的健康危害的药品召回为

76. 对不会引起健康危害,但由于其他原因需要收回的为

[77 ~ 79]

A. 复方枇杷喷托维林颗粒

B. 雪上一支蒿

C. 复方樟脑酊

D. 氨酚氢可酮片

77. 属于医疗用毒性药品的是

78. 属于含特殊药品复方制剂的是

79. 属于第二类精神药品的是

[80 ~ 82]

A. 基本医疗保险

B. 医疗互助

C. 医疗救助

D. 商业健康保险

80. 覆盖城乡全体居民、公平普惠保障人民群众基本医疗需求的医疗保险是

81. 满足人民群众多样化健康保障需求的医疗保险是

82. 保障符合条件的困难群众获得基本医疗服务的医疗保险是

[83～85]
  A. 统筹地区医疗保险经办机构
  B. 统筹地区医疗保障行政管理部门
  C. 省级医疗保险经办机构
  D. 省级医疗保障行政管理部门

83. 根据《关于完善基本医疗保险定点医药机构协议管理的指导意见》,依法设立的各类医药机构均可根据医疗保险医药服务的需要和条件,根据自身服务能力,自愿申请定点医药机构。接受申请和开展评估定点医药机构的部门是

84. 根据《关于完善基本医疗保险定点医药机构协议管理的指导意见》,依法设立的各类医药机构均可根据医疗保险医药服务的需要和条件,根据自身服务能力,自愿申请定点医药机构。及时公开定点医药机构应具备的条件、制定定点医药机构评估规则和程序的部门是

85. 根据《关于完善基本医疗保险定点医药机构协议管理的指导意见》,依法设立的各类医药机构均可根据医疗保险医药服务的需要和条件,根据自身服务能力,自愿申请定点医药机构。定点医药机构确定后,签订的协议负责备案的部门是

[86～87]
  A. 罚款
  B. 罚金
  C. 加处罚款
  D. 冻结存款、汇款

86. 属于行政强制措施的是

87. 属于行政强制执行的是

[88～90]
  A. 毒性中药饮片
  B. 中药一级保护品种
  C. 经典名方物质基准
  D. 由中药饮片用传统方法提取制成的酒剂、酊剂

88. 向国外转让具体处方组成、工艺制法时,应当按照国家有关保密的规定办理的是

89. 相当于国家一级保护野生药材物种的人工制成品可以申请

90. 限于取得该品种备案号的医疗机构使用的是

三、综合分析选择题

答题说明

共20题,每题1分。题目分为若干组,每组题目基于同一个临床情景、病例、实例或者案例的背景信息逐题展开。每题的备选项中,只有1个最符合题意。

[91～93]
  某医疗机构通过政府采购体系采购抗过敏急救药肾上腺素、心脏病人急救药阿托品、儿科用药酚麻美敏混悬液(非处方药)、复方福尔可定糖浆(成人用,儿童用量酌减或遵医嘱,假设是独家品种),并用于临床。但是儿科药品容易发生短缺,政府为解决这个问题出台了一系列政策。

91. 根据上述信息,该医疗机构采购的药品属于甲类非处方药的是
  A. 肾上腺素
  B. 阿托品
  C. 酚麻美敏混悬液
  D. 复方福尔可定糖浆

92. 根据上述信息,关于该医疗机构采购药品的方式肯定正确的是
  A. 肾上腺素通过招标采购
  B. 阿托品通过国家定点生产
  C. 酚麻美敏混悬液通过直接挂网采购
  D. 复方福尔可定糖浆实行最高出厂价格和最高零售价格管理

93. 根据上述信息及相关政策,该医疗机构采购儿科药品需要
  A. 严格按同一通用名称药品的品种注射剂型不得超过2种采购
  B. 严格按同一通用名称药品的品种口服剂型不得超过2种采购
  C. 严格按同一通用名称药品的品种处方组成类同的复方制剂1～2种采购
  D. 放宽对儿童适宜品种、剂型、规格的配备限制

[94～96]
  2011年3月3日,国内药品生产企业"甲"申请的"中成药乙"批准新药生产。几年后,另两家药品生产企业"丙"和"丁"申请注册了相同的品种。以后,市场上只有这三家企业可以生产"中成药乙"。

2016 年 3 月 5 日,甲企业在临床应用过程中发现该药品"能突出中医辨证施治、对症下药的理法特色,具有显著临床应用优势",所以申请了中药品种保护,取得了《中药保护品种证书》。丙企业和丁企业也随后取得了《中药保护品种证书》。

94. 负责"中成药乙"中药保护品种技术审查和审评的机构是
    A. 国家药品监督管理局药品评价中心
    B. 国家药品监督管理局药品审评中心
    C. 国家药品监督管理局食品药品审核查验中心
    D. 国家中药品种保护审评委员会

95. 甲企业所申请的"中成药乙"的中药品种保护的等级和保护期分别为
    A. 中药一级保护品种,20 年
    B. 中药二级保护品种,7 年
    C. 中药三级保护品种,10 年
    D. 中药四级保护品种,30 年

96. 2017 年,"中成药乙"的生产企业不可以是
    A. 药品生产企业"甲"
    B. 药品生产企业"丙"
    C. 药品生产企业"丁"
    D. 其他药品生产企业

[97 ~ 99]

2020 年 3 月 6 日,国家卫生健康委员会表示,目前新型冠状病毒性肺炎疫苗主要有五条技术路线:灭活疫苗、基因工程重组亚单位疫苗、腺病毒载体疫苗、减毒流感病毒载体疫苗、核酸疫苗。预计 4 月份,按国家有关法律法规规定,部分疫苗有希望进入临床或应急使用。新型冠状病毒性肺炎属于新型传染病,传染性强,死亡率高于流感,并且在全球传播,大部分省份采取了公共卫生一级应急措施。

97. 上述情景中的"部分疫苗有希望进入临床"。根据《疫苗管理法》,其意思是
    A. 经国务院药品监督管理部门依法批准,开展疫苗临床试验
    B. 经国务院药品监督管理部门依法批准上市后,集中采购到医疗机构
    C. 经国务院药品监督管理部门依法批准上市后,药品上市许可持有人直供医疗机构
    D. 经国务院药品监督管理部门依法批准上市后,国家储备供给医疗机构

98. 上述情景中的"部分疫苗有希望进入临床"。根据《疫苗管理法》,新型冠状病毒性肺炎疫苗开展临床的机构主要是
    A. 符合国务院药品监督管理部门和国务院卫生健康主管部门规定条件的三级医疗机构

或者省级以上疾病预防控制机构
    B. 符合国务院药品监督管理部门和国务院卫生健康主管部门规定条件的二级及以上医疗机构或者设区的市级以上疾病预防控制机构
    C. 符合省、自治区和直辖市药品监督管理部门和卫生健康主管部门规定条件的三级医疗机构或者省级以上疾病预防控制机构
    D. 符合省、自治区和直辖市药品监督管理部门和卫生健康主管部门规定条件的二级及以上医疗机构或者设区的市级以上疾病预防控制机构

99. 上述情景中的"部分疫苗有希望应急使用"。根据《疫苗管理法》,关于新型冠状病毒性肺炎疫苗应急使用方法的说法,错误的是
    A. 国务院卫生健康主管部门根据传染病预防、控制需要提出紧急使用疫苗的建议
    B. 经国务院药品监督管理部门组织论证同意后可以在一定范围和期限内紧急使用
    C. 经国务院药品监督管理部门批准,免予批签发
    D. 经国务院药品监督管理部门批准,上市后在全国范围内批签发后紧急使用

[100 ~ 103]

某药店经营的连花清瘟胶囊为红色 OTC 标识。其说明书内容摘录如下:本品为胶囊剂,内容物为棕黄色至黄褐色颗粒,味微苦,气微香;清瘟解毒,宣肺泄热。用于治疗流行性感冒热毒袭肺证;忌烟、酒及辛辣、生冷、油腻食物。

100. 该药品属于
    A. 特殊管理的药品
    B. 处方药
    C. 甲类非处方药
    D. 乙类非处方药

101. 所摘录内容"本品为胶囊剂,内容物为棕黄色至黄褐色颗粒,味微苦,气微香"属于
    A.【用法用量】
    B.【禁忌】
    C.【性状】
    D.【注意事项】

102. 如果孕妇购买这种药品,执业药师应该告知其在医师指导下使用这种药品,相关提示内容可以查阅药品说明书的
    A.【用法用量】
    B.【禁忌】
    C.【不良反应】
    D.【注意事项】

103. 执业药师在指导患者合理用药时,在【注意事

项】中不可能看到的内容是
  A. 不宜在服药期间同时服用滋补性中药
  B. 发热体温超过 38.5℃ 的患者,应去医院就诊
  C. 对本品过敏者禁用,过敏体质者慎用
  D. 如与其他药物同时使用可能会发生药物相互作用,详情请咨询医师

[104～107]

某三级医院抗菌药物供应目录中有以下抗菌药物:非限制使用级(庆大霉素)、限制使用级(依替米星、阿奇霉素)、特殊使用级(万古霉素)。医疗机构在自查过程中发现有以下临床应用情况:①甲医师将万古霉素用于门诊5次且无正当理由。②依替米星频繁发生严重不良事件。③药品批发企业违规销售阿奇霉素。④万古霉素半年内使用量始终居于前列。⑤甲医师开具万古霉素处方牟取不正当利益。药师在审核处方时对上述情况均有所发现,但是没有进行干预且无正当理由。

104. 医疗机构针对"甲医师将万古霉素用于门诊5次且无正当理由"的情况,给予的处罚不包括
  A. 提出警告
  B. 限制其万古霉素处方权
  C. 限制其依替米星处方权
  D. 限制其庆大霉素处方权

105. 甲医师被限制处方权后,仍然在住院环节超适应证、超剂量使用庆大霉素且无正当理由,应该给予的处罚是
  A. 进一步限制其非限制使用级处方权
  B. 取消其抗菌药物处方权
  C. 暂停其抗菌药物处方权
  D. 吊销《执业医师资格证书》

106. 案例情景中的第②、③、④种情况,医疗机构应该采取的措施是
  A. 抗菌药物应用情况公示
  B. 抗菌药物应用情况报告
  C. 抗菌药物应用异常情况调查

D. 取消其处方权

107. 该医院对相关药师可以采取的处罚措施是
  A. 取消其抗菌药物调剂资格
  B. 取消其抗菌药物处方资格
  C. 给予警告
  D. 限制其处方权

[108～110]

2020年3月1日,某市药品监督管理部门在日常检查中,发现某药品生产企业库存的复方氨基酸胶囊的生产批号,由"190509"更改为"190706"并出厂销售。另有某医疗机构工作人员丁某,明知该药品生产企业行为的实际情况,为某科室购买该批复方氨基酸胶囊并给发热患者使用。经查,该药品生产企业销售该批药品的金额为10万元,但未收到该药品造成健康损害的报告,不足以认定为"对人体健康造成严重危害"。

108. 根据上述信息,该药品生产企业刑事责任的认定,正确的是
  A. 构成生产、销售假药罪
  B. 构成生产、销售伪劣产品罪
  C. 构成生产、销售劣药罪
  D. 构成无证生产、经营药品罪

109. 关于上述信息中的药品生产企业和主要责任人可能承担的法律责任的说法,正确的是
  A. 直接负责的主管人员和其他直接责任人员5年内不得从事药品生产、经营活动
  B. 只需承担行政责任,不需要承担刑事责任
  C. 按生产销售假药罪,处三年以上十年以下有期徒刑,并处罚金
  D. 按生产销售伪劣产品罪承担刑事责任

110. 上述信息中的医疗机构工作人员丁某的行为可以认定为
  A. 生产假药
  B. 销售假药
  C. 零售劣药
  D. 生产劣药

四、多项选择题

答题说明

共10题,每题1分。每题的备选项中,有2个或2个以上符合题意,错选、少选均不得分。

111. 根据《疫苗管理法》,疫苗上市许可持有人应当对疫苗进行质量跟踪分析,持续提升质量控制标准,改进生产工艺,提高生产工艺稳定性。为了达到上述目标,疫苗上市许可持有人需要完

成的行政许可程序包括
  A. 对批准疫苗注册申请时提出进一步研究要求的疫苗,疫苗上市许可持有人应当在规定期限内完成研究

B. 逾期未完成疫苗注册申请时提出的进一步研究要求的或者不能证明其获益大于风险的，国务院药品监督管理部门应当依法处理，直至注销该疫苗的药品注册证书

C. 生产工艺、生产场地、关键设备等发生变更的，应当进行评估、验证，按照国务院药品监督管理部门有关变更管理的规定备案或者报告

D. 生产工艺、生产场地、关键设备等发生变更可能影响疫苗安全性、有效性和质量可控性的，应当经国务院药品监督管理部门批准

112. 根据《药品经营监督管理办法》，省级药品监督管理部门负责
 A. 药品批发企业经营范围的变更
 B. 拟开办药品批发企业的企业名称审核
 C. 药品批发企业《药品经营许可证》的核发
 D. 药品批发企业《药品经营许可证》的换发

113. 不纳入基本医疗保险用药的有
 A. 人参酒
 B. 维生素C泡腾片
 C. 双黄连口服液
 D. 胎盘组织液

114. 根据《药品经营质量管理规范》及相关附录，药品到货时，收货人员核对药品的依据包括
 A. 随货同行单（票）
 B. 采购记录
 C. 发票
 D. 验收记录

115. 根据《药品管理法》，既属于生产、销售假药处罚幅度内从重处罚事项，又属于生产、销售劣药处罚幅度内从重处罚事项的情况有
 A. 以特殊管理药品冒充其他药品或者以其他药品冒充特殊管理药品
 B. 违法药品以孕妇、婴幼儿及儿童为主要使用对象
 C. 违法药品是生物制品、血液制品
 D. 违法事件经处理后重犯的

116. 根据《药品管理法》，药品存在质量问题或者其他安全隐患的，药品上市许可持有人应当采取的措施有
 A. 立即停止销售

B. 告知相关药品生产企业、药品经营企业和医疗机构停止生产、销售和使用
C. 召回已销售的药品，及时公开召回信息
D. 将药品召回和处理情况向省、自治区、直辖市人民政府药品监督管理部门和卫生健康主管部门报告

117. 互联网药品信息服务不得发布的产品有
 A. 抗菌药物
 B. 医疗机构制剂
 C. 注射剂
 D. 麻醉药品、精神药品、放射性药品、医疗用毒性药品

118. 药品零售企业陈列药品的要求有
 A. 按剂型、用途及储存要求分类陈列
 B. 设置醒目标志
 C. 类别标签字迹清晰、放置准确
 D. 药品放置于货架（柜），摆放整齐有序，避免阳光直射

119. 某药品零售连锁企业未按照相关规定销售第二类精神药品地西泮片，使得一些群众未经医师处方购得该药品，导致个别未成年人因超剂量服用而中毒。关于该药品零售企业销售第二类精神药品的说法，正确的有
 A. 该药品零售企业不得向未成年人销售第二类精神药品
 B. 对该药品零售企业的行为应按照销售假药进行处罚
 C. 由设区的市级卫生主管部门给予处罚
 D. 该药品零售企业应经批准方可从事该药品的零售业务

120. 关于药品上市申报要求和注册申请人能力要求的说法，正确的有
 A. 从事药物研制和药品注册活动，应当遵守有关法律、法规、规章、标准和规范
 B. 参照相关技术指导原则，采用其他评价方法和技术的，应当证明其科学性、适用性；保证全过程信息真实、准确、完整和可追溯
 C. 申请人应当为能够承担相应法律责任的企业或者药品研制机构等
 D. 申请人为境外企业等的，应当指定中国境内的企业法人办理相关药品注册事项

执业药师资格考试

药事管理与法规
押题秘卷（四）

考生姓名：＿＿＿＿＿＿＿

准考证号：＿＿＿＿＿＿＿

工作单位：＿＿＿＿＿＿＿

一、最佳选择题

1.《药品管理法》第七十条规定"医疗机构购进药品,应当建立并执行进货检查验收制度,验明药品合格证明和其他标识;不符合规定要求的,不得购进和使用"。关于医疗机构执行进货检查验收制度的说法,不正确的是
    A. 进货检查验收时,药品必须要有批准文号和生产批号,应有产品合格证,进口药品要有中文包装和说明书
    B. 进货检查验收时,中药材和中药饮片应有包装并附有质量合格的标志
    C. 购进药品应当逐批验收,并建立真实、完整的药品验收记录,验收记录必须按规定保存不得少于5年
    D. 妥善保存首次购进药品加盖供货单位原印章的相关证明文件的复印件,保存期不得少于5年

2. 多中心临床试验是由多位研究者按同一试验方案在不同地点和单位同时进行的临床试验,各中心同期开始与结束试验。关于上述临床试验的说法,错误的是
    A. 多中心临床试验用药物不得销售
    B. 多中心试验由一位主要研究者总负责,并作为临床试验各中心间的协调者
    C. 在我国境内开展多中心临床试验的,经临床试验组长单位伦理审查后,其他成员单位应再次审查
    D. 国际多中心药物临床试验数据用于在我国申报药品注册的,申办者在我国计划和实施国际多中心药物临床试验时,应遵守相关法律法规

3. 根据《中华人民共和国行政诉讼法》,公民、法人或其他组织认为行政机关或法律法规授权的组织作出的行政行为侵犯其合法权益时,可依法定程序向人民法院提起诉讼,但有部分事项不属于法院行政诉讼受案范围。下列情形中,不属于行政诉讼受案范围的是
    A. 乙对当地药品监督管理部门对其作出的不同意开办药品生产企业的决定不服提起诉讼
    B. 甲认为《药品经营监督管理办法》中部分条款内容不合理,影响企业发展,对此不服提起诉讼
    C. 丙对当地药品监督管理部门对其作出的没收违法所得的行政处罚决定不服提起诉讼

    D. 丁对当地药品监督管理部门查封、扣押其药品的行为不服提起诉讼

4. 根据《中华人民共和国基本医疗卫生与健康促进法》,关于公民健康权的说法,错误的是
    A. 政府有责任制定并不断完善医药卫生政策,创造条件使人人能够尽可能健康
    B. 国家实施健康中国战略,普及健康生活,优化健康服务,完善健康保障,建设健康环境,发展健康产业,提升公民全生命周期健康水平
    C. 国家建立健康教育制度,保障公民获得健康教育的权利,提高公民的健康素养
    D. 政府是公民健康的第一责任人,保障公民获得健康教育的权利,提高公民的健康素养

5. 下列不符合有关中药材的种植、养殖管理规定的是
    A. 对集中规模化栽培养殖,质量可以控制并符合国家药品监督管理部门规定的中药材品种,实行批准文号管理
    B. 严禁非法贩卖野生动植物和非法采挖野生药材资源
    C. 禁止在非适宜区种植中药材
    D. 禁止施用经充分腐熟达到无害化卫生标准的农家肥

6.《药品不良反应报告和监测管理办法》规定,药品发生群体不良反应的报告时限是
    A. 立即
    B. 1日内
    C. 3日内
    D. 15日内

7. 根据《中华人民共和国基本医疗卫生与健康促进法》,关于获得基本医疗卫生服务的说法,错误的是
    A. 基本医疗卫生服务包括基本公共卫生服务和基本医疗服务
    B. 卫生健康工作理念从以治病为中心到以人民健康为中心的转变
    C. 医疗卫生事业应当坚持公益性原则
    D. 基本公共卫生服务由国家基本医疗保险100%报销

8. 关于法律效力层级和法律冲突解决的说法,错误的是
    A. 上位法效力高于下位法
    B. 同一位阶法之间,特别规定优于一般规定
    C. 同一机关制定的新的一般规定与旧的特别规定不一致时,由制定机关裁决

D. 行政法规之间对于同一事项的新的一般规定与旧的特别规定不一致,不能确定如何适用时,由全国人大常委会裁决

9. 关于医疗器械经营的相关证件和记录有效期的说法,错误的是
A. 医疗器械经营许可证有效期为 5 年
B. 采购的医疗器械是刚生产出来的,有效期为 2 年,进货查验记录需至少保存 4 年
C. 采购的医疗器械是刚生产出来的,没有有效期,销售记录保存时间至少 5 年
D. 采购的植入性医疗器械是刚生产出来的,有效期为 2 年,销售记录需至少保存 4 年

10. 根据《医疗器械网络销售监督管理办法》,从事医疗器械网络销售的企业,是指通过网络销售医疗器械的医疗器械注册人、备案人或者医疗器械经营企业。关于医疗器械网络销售的说法,错误的是
A. 从事医疗器械网络销售的企业,应当通过自建网站或者医疗器械网络交易服务电子商务平台开展医疗器械网络销售活动
B. 通过自建网站开展医疗器械网络销售的企业,应当依法取得《互联网药品信息服务资格证书》,并具备与其规模相适应的办公场所,以及数据备份、故障恢复等技术条件
C. 应当在主页面显著位置展示其《互联网药品交易服务资格证书》,产品页面应当展示该产品的医疗器械注册证或者备案凭证
D. 医疗器械批发企业从事医疗器械网络销售,应当销售给具有资质的医疗器械经营企业或者使用单位

11. 根据《麻醉药品和精神药品管理条例》,关于麻醉药品和精神药品定点批发企业应具备条件的说法,错误的是
A. 具有符合条例规定的麻醉药品和精神药品储存条件
B. 符合国家药品监督管理部门公布的定点批发企业布局
C. 具备《药品管理法》规定的开办药品经营企业的条件
D. 单位及其工作人员 1 年内没有违反药品管理法律、行政法规规定的行为

12. 根据《疫苗管理法》,疾病预防控制机构、接种单位接收或者购进疫苗时,应当索取本次运输、储存全过程温度监测记录。对不能提供本次运输、储存全过程温度监测记录或者温度控制不符合要求的,应该采取的措施不包括
A. 不得接收或者购进
B. 立即向县级以上地方人民政府药品监督管理部门报告
C. 立即向县级以上地方人民政府卫生健康主

管部门报告
D. 如实记录处置情况,处置记录应当保存至疫苗有效期满后不少于五年备查

13. 根据《中华人民共和国中医药法》,需要同时依法取得《医疗机构制剂许可证》和制剂批准文号的情形是
A. 医疗机构仅应用传统工艺配制中药制剂品种
B. 医疗机构委托取得《药品生产许可证》的药品生产企业配制中药制剂
C. 医疗机构委托取得《医疗机构制剂许可证》的其他医疗机构配制中药制剂
D. 医疗机构应用现代工艺配制来源于古代经典名方的中药复方制剂

14. 下列哪种情形不符合企业采用直调方式购销药品
A. 突发事件
B. 商业紧急购货
C. 灾情
D. 临床紧急救治

15. 根据《药品经营质量管理规范》,对存在质量问题的药品处理错误的是
A. 存放于标识明显的专用场所,并有效隔离,不得销售
B. 怀疑为假药的,经质量管理部门同意,立即销毁
C. 属于特殊管理的药品,按照国家有关规定处理
D. 不合格药品的处理过程应当有完整的手续和记录

16. 根据《处方管理办法》,处方前记应该标明的是
A. 药品金额
B. 临床诊断
C. 药品名称
D. 药品性状

17. 保证药品质量和划分药品合格与不合格的唯一依据是
A. 企业标准
B. 行业标准
C. 法定的国家药品标准
D. 国际标准

18. 药品进口时应当向海关出具的证件是
A. 药品生产许可证
B. 药品经营许可证
C. 药品出口准许证
D. 进口药品通关单

19. 2019 年 6 月 29 日,第十三届全国人民代表大会常务委员会第十一次会议通过了《疫苗管理法》。该法要求疫苗由上市许可持有人按照采购合同约定,直接向疾控机构供应,疾控机构按照规定向接种单位供应,配送疫苗也应该遵循

疫苗储存、运输的管理规范,全过程要符合规定的温度、冷链储存等相关要求,而且能够做到实时监测、记录温度,以保证疫苗的质量。这体现了
- A.严格的研制管理
- B.严格的生产准入管理
- C.严格的过程控制
- D.严格的流通和配送管控

20.关于药品注册及药品注册管理的说法,错误的是
- A.药品注册指药品注册申请人依照法定程序和相关要求提出药物临床试验、药品上市许可、再注册等申请及补充申请,药品监督管理部门基于法律法规和现有科学认知进行安全性、有效性和质量可控性等审查,决定是否同意其申请的活动
- B.药品注册管理,遵循公开、公平、公正原则,以临床价值为导向,优化审评审批流程,提高审评审批效率,鼓励研究和创制新药,积极发展仿制药
- C.药品注册管理是国家对于新药研制活动的一种监督
- D.药品注册管理是政府在研制成果合法上市方面的行政许可事项

21.《关于在公立医疗机构药品采购中推行"两票制"的实施意见(试行)》(国医改办发〔2016〕4号)规定"公立医疗机构在药品验收入库时,必须验明票、货、账三者一致方可入库、使用,不仅要向配送药品的流通企业索要、验证发票,还应当要求流通企业出具加盖印章的由生产企业提供的进货发票复印件,两张发票的药品流通企业名称、药品批号等相关内容互相印证,且作为公立医疗机构支付药品货款凭证,纳入财务档案管理"。下列药品供货商向公立医疗机构供货的做法,不符合上述规定的是
- A.药品生产企业到流通企业开一次发票,流通企业到医疗机构开一次发票
- B.药品生产企业向设立的仅销售本企业药品的3家全资药品批发公司各开一次发票,3家全资药品批发公司再向流通企业开一次发票,流通企业再向医疗机构开一次发票
- C.境外药品国内唯一总代理到流通企业开一次发票,流通企业到医疗机构开一次发票
- D.科工贸一体化的集团型企业向设立的仅销售本集团药品的唯一一家控股商业公司开一次发票,该公司再向流通企业开一次发票,流通企业再向医疗机构开一次发票

22.根据《处方管理办法》,医疗机构不得限制门诊就诊人员持处方到零售药店购药的是
- A.麻醉药品处方
- B.精神药品处方
- C.医疗用毒性药品处方
- D.妇科处方

23.根据《药品注册管理办法》,药品注册事项不包括
- A.许可事项
- B.备案事项
- C.报告事项
- D.认证事项

24.根据《疫苗管理法》,疾病预防控制机构、接种单位应当建立疫苗定期检查制度。对存在包装无法识别、储存温度不符合要求、超过有效期等问题的疫苗,应该采取的措施不包括
- A.隔离存放、设置警示标志等措施
- B.按照国务院药品监督管理部门、卫生健康主管部门、生态环境主管部门的规定处置
- C.疾病预防控制机构、接种单位应当如实记录处置情况,处置记录应当保存至疫苗有效期满后不少于五年备查
- D.省级疾病预防控制机构应当对疫苗生产企业提出加贴温度控制标签的要求并在招标文件中提出

25.按照全面深化行政审批制度改革,进一步简政放权的精神,在药品监管领域中,近些年分批分次全部取消了非行政审批事项,取消了一部分与药品相关的行政审批事项,如新药试行标准转正审批,蛋白同化制剂、肽类激素境外委托生产备案,基本医疗保险定点零售药店资格审查、基本医疗保险定点医疗机构资格审查等。上述行政审批事项取消审批后的管理方式是
- A.事前监管
- B.事中事后监管
- C.由市场主体依法自主决定
- D.行业协会自律管理

26.根据《药品不良反应报告和监测管理办法》,应当设立专业机构并有专职人员直接报告药品不良反应,持续开展药品风险获益评估,采取有效的风险控制措施的是
- A.药品批发企业
- B.药品零售企业
- C.药品上市许可持有人
- D.医疗机构

27.下列在中华人民共和国境内经营药品进行药品经营许可的说法,错误的是
- A.药品上市许可持有人自行批发药品的,需办理《药品经营许可证》
- B.开办药品批发企业(含药品零售连锁企业总部)的,应当向省级药品监督管理部门申请,经审批同意,依法获取《药品经营许可证》后,方可开展相应药品经营活动
- C.开办药品零售企业(含药品零售连锁企业

门店)的,应当向县级以上药品监督管理部门申请,经审批同意,依法取得《药品经营许可证》后,方可开展相应药品经营活动

D. 药品上市许可持有人自行零售药品的,需办理《药品经营许可证》

28. 根据《药品、医疗器械、保健、特殊医学用途配方食品广告审查管理暂行办法》,特殊医学用途配方食品广告应当显著标明的事项不包括

A. 适用人群

B. 不适用于非目标人群使用

C. 请在医生或者临床营养师指导下使用

D. 保健食品标志

29. 根据《疫苗管理法》,关于疫苗上市后风险管理要求的说法,错误的是

A. 疫苗上市许可持有人应当建立健全疫苗全生命周期质量管理体系,制定并实施疫苗上市后风险管理计划,开展疫苗上市后研究,对疫苗的安全性、有效性和质量可控性进行进一步确证

B. 疫苗上市许可持有人应当根据疫苗上市后研究、预防接种异常反应等情况持续更新说明书、标签,并按照规定申请核准或者备案

C. 对预防接种异常反应严重或者其他原因危害人体健康的疫苗,国务院药品监督管理部门应当注销该疫苗的药品注册证书

D. 疫苗上市许可持有人应当建立疫苗质量回顾分析和风险报告制度,每年将疫苗生产流通、上市后研究、风险管理等情况按照规定如实向省、自治区、直辖市药品监督管理部门报告

30. 生产假药、劣药或者明知是假药、劣药仍然销售、使用的,受害人或者其近亲属除请求赔偿损失外,还可以请求支付价款十倍或者损失三倍的赔偿金;增加赔偿的金额不足一千元的,为一千元。根据《药品管理法》,这属于

A. 赔偿首负责任制

B. 惩罚性赔偿

C. 从重处罚

D. 共同犯罪

31. 关于药品质量侵权法律责任的说法,错误的是

A. 药品质量责任是指药品质量上存在缺陷,给受害人造成人身伤害或药品以外的财产损失所产生的法律后果,是一种特殊侵权责任

B. 因产品存在缺陷造成他人损害的,生产者应当承担侵权责任

C. 因药品的缺陷造成患者损害的,患者向医疗机构请求赔偿的,医疗机构赔偿后,有权向负有责任的生产者追偿

D. 因产品存在缺陷造成他人损害的,必须向生产者请求赔偿

32. 药品行政处罚决定信息公开的范围不包括

A. 行政处罚案件名称、处罚决定书文号

B. 违反法律、法规和规章的主要事实

C. 行政处罚的种类和依据

D. 作出行政处罚决定的公安机关名称和日期

33. 直接作用于中枢神经系统,使之兴奋或抑制,连续使用可产生依赖性的药品是

A. 麻醉药品

B. 精神药品

C. 医疗用毒性药品

D. 兴奋剂

34. 关于药品注册类别的说法,错误的是

A. 药品注册申请按照中药、化学药和生物制品等进行分类,境外生产药品不得在我国进行药品注册申请

B. 中药注册按照中药创新药、中药改良型新药、古代经典名方中药复方制剂、同名同方药等进行分类

C. 化学药注册按照化学药创新药、化学药改良型新药、仿制药等进行分类

D. 生物制品注册按照生物制品创新药、生物制品改良型新药、已上市生物制品(含生物类似药)等进行分类

35. 执业药师赵某想了解新型冠状病毒性肺炎疫苗广告情况。他可以查询的网站及查询项目是

A. 国家药品监督管理局网站,药品广告

B. 省级药品监督管理部门网站,药品广告

C. 国家药品监督管理局网站,医疗器械广告

D. 省级药品监督管理部门网站,医疗器械广告

36. 根据《药品召回管理办法》,对可能具有安全隐患的药品进行调查评估的主体是

A. 药品生产企业

B. 药品经营企业

C. 医疗机构

D. 药品检验机构

37. 根据《中华人民共和国药品管理法实施条例》,应当定期发布药品质量公告的是

A. 国家卫生健康委员会

B. 省、自治区、直辖市人民政府

C. 国务院和省、自治区、直辖市人民政府的药品监督管理部门

D. 设区的市级药品监督管理部门

38. 根据相关规定,关于个人设置的门诊部、诊所等医疗机构配备药品的说法,错误的是

A. 不得配备常用药品和急救药品以外的其他药品

B. 配备常用药品和急救药品,不需要申请《药品经营许可证》

C. 配备使用常用药品和急救药品以外药品的,以无证经营论处

D. 个人设置的门诊部、诊所等医疗机构配备和储存药品应该遵循 GSP

39. 关于撤销行政许可的情形,错误的是
A. 撤销行政许可的部门只能是作出行政许可决定的行政机关的上级机关
B. 对不具备申请资格的申请人准予行政许可的,可以撤销行政许可
C. 对不符合法定条件的申请人准予行政许可

的,可以撤销行政许可
D. 撤销行政许可可能对公共利益造成重大损害的,不予撤销

40. 根据《处方管理办法》,下列叙述错误的是
A. 药师应当审核处方是否存在配伍禁忌
B. 药师应审核选用剂型与给药途径是否适宜
C. 每张西药或中成药处方不得超过 5 种药品
D. 中成药和中药饮片可以开具一张处方

二、配伍选择题

[41~43]
A. 人身罚
B. 资格罚
C. 财产罚
D. 声誉罚

41. 只能由法律设定的行政处罚是
42. 运用最广泛的行政处罚是
43. 处罚最轻的行政处罚是

[44~46]
A. 注意事项
B. 成分
C. 禁忌
D. 不良反应

44. 欲查询是否有药物滥用或者药物依赖性内容,可查询的说明书项目是
45. 欲查询注射剂的辅料组成,可查询的说明书项目是
46. 列出药品不能应用的人群的说明书项目是

[47~48]
A. 罚款
B. 没收违法所得
C. 没收非法财物
D. 没收财产

47. 药品监督管理部门依法强制违法行为人在一定期限内交纳一定数额货币的一种处罚方式属于
48. 药品监督管理部门依法将违法行为人的违禁物品、违法行为工具等强制收归国有的一种处罚形式属于

[49~51]
A. 用法用量
B. 不良反应
C. 注意事项
D. 警示语

49. 欲查询接种预防性生物制品出现紧急情况的应

急处理方法,在药品说明书中可查询
50. 欲查询某药品是否需要进行皮内敏感试验内容,在药品说明书中可查询
51. 在药品说明书中,有关内容应当在说明书标题下以醒目的黑体字注明的是

[52~53]
A. 麻醉药品
B. 第一类精神药品
C. 第二类精神药品
D. 非特殊管理药品处方药

52. 曲马多单方制剂属于
53. 复方曲马多片属于

[54~55]
A. 1 种
B. 2 种
C. 3 种
D. 4 种

54. 根据《关于落实完善公立医院药品集中采购工作指导意见的通知》,公立医院每种药品采购的剂型原则上不超过
55. 根据《关于落实完善公立医院药品集中采购工作指导意见的通知》,公立医院每种剂型对应的规格原则上不超过

[56~57]
A. 责令停产停业整顿,可以并处十万元以上一百万元以下的罚款
B. 责令停产停业整顿,并处五万元以上五十万元以下的罚款
C. 处五万元以上五十万元以下的罚款
D. 责令限期改正,可以并处五千元以上三万元以下的罚款

56. 药品上市许可持有人未按照规定开展药品不良反应监测,且逾期不改正的

57. 药品经营企业未按照规定报告疑似药品不良反应,且逾期不改正的

[58~59]
A. 第一类精神药品
B. 麻醉药品
C. 第二类精神药品
D. 医疗用毒性药品

58. 根据特殊管理药品有关品种目录管理的规定,可待因单方制剂属于

59. 根据特殊管理药品有关品种目录管理的规定,含可待因复方口服液体制剂(包括口服溶液剂、糖浆剂)属于

[60~61]
A. Ⅰ期临床试验
B. Ⅱ期临床试验
C. Ⅲ期临床试验
D. Ⅳ期临床试验

60. 药物治疗作用初步评价阶段是

61. 初步的临床药理学及人体安全性评价试验是

[62~63]
A. 守信等级
B. 警示等级
C. 失信等级
D. 严重失信等级

62. 因违法违规行为受到警告,被责令改正的,药品安全信用等级应该认定为

63. 因实施同一违法行为被连续警告、公告两次以上的,药品安全信用等级应该认定为

[64~66]
A. 5 年
B. 10 年
C. 终身禁止
D. 10 年直至终身禁止

64. 根据《中华人民共和国药品管理法》,生产、销售假药,或者生产、销售劣药且情节严重的法律责任,对违法企业的法定代表人、主要负责人、直接负责的主管人员和其他责任人员进行从业资格限制的时限是

65. 根据《中华人民共和国药品管理法》,对生产销售假药被吊销许可证的企业,不受理其相应申请的时限是

66. 根据《中华人民共和国药品管理法》,未遵守药品生产质量管理规范、药品经营质量管理规范等且情节严重的违法企业的法定代表人、主要负责人、直接负责的主管人员和其他责任人员从业资格限制的时限是

[67~68]
A. 结案后进行回查
B. 公示违法记录
C. 增加日常监督检查的频次
D. 列为重点监督检查对象,进行重点专项监督检查

67. 既属于失信等级惩戒措施,又属于严重失信等级惩戒措施,但不属于警示等级惩戒措施的是

68. 只属于严重失信等级惩戒措施的是

[69~71]
A. 每日报告
B. 每 2 日报告
C. 每 3 日报告
D. 每 7 日报告

69. 根据《药品召回管理办法》,药品生产企业向所在地省级药品监督管理部门报告药品召回进展情况的要求,一级召回应

70. 根据《药品召回管理办法》,药品生产企业向所在地省级药品监督管理部门报告药品召回进展情况的要求,二级召回应

71. 根据《药品召回管理办法》,药品生产企业向所在地省级药品监督管理部门报告药品召回进展情况的要求,三级召回应

[72~74]
A. 麻醉药品
B. 第一类精神药品
C. 第二类精神药品
D. 药品类易制毒化学品

72. 口服固体制剂每剂量单位含羟考酮碱大于 5 毫克,且不含其他麻醉药品、精神药品或药品类易制毒化学品的复方制剂的管理类别是

73. 口服固体制剂每剂量单位含羟考酮碱不超过 5 毫克,且不含其他麻醉药品、精神药品或药品类易制毒化学品的复方制剂的管理类别是

74. 丁丙诺啡与纳洛酮的复方口服固体制剂的管理类别是

[75~76]
A. 1 日内
B. 3 日内
C. 7 日内
D. 15 日内

75. 药品生产企业启动三级召回后,应在规定时间内将调查评估报告和召回计划递交给所在地省级药品监督管理部门备案。其中的"规定时间"是

76. 药品生产企业作出二级召回决定后,应当在规定时间内通知有关药品经营企业、使用单位停

止销售和使用。其中的"规定时间"是

[77~79]
A. 麦角新碱
B. 甲丙氨酯
C. 马吲哚
D. 可卡因

77. 属于麻醉药品的是
78. 属于第一类精神药品的是
79. 属于第二类精神药品的是

[80~82]
A. 上市前
B. 上市后
C. 临床前
D. 全生命周期

80. 药品注册审评属于药品安全风险管理的环节是
81. 药品不良反应监测、药品再评价、药品召回属于药品安全风险管理的环节是
82. 药品上市许可持有人负责的药品安全风险管理的环节是

[83~85]
A. 10年、10年
B. 10年、20年
C. 10年、14年
D. 7年、7年

83. 从天然药物中提取的有效物质,申请中药保护品种的保护期限和延长的保护期限分别为
84. 治疗特殊疾病的野生药材人工制成品,申请中药保护品种的保护期限和延长的保护期限分别为
85. 对特定疾病有特殊疗效的中药品种,申请中药

保护品种的保护期限和延长的保护期限分别为

[86~87]
A. 简易程序
B. 一般程序
C. 听证程序
D. 复议程序

86. 行政机关作出较大数额罚款的行政处罚决定前,当事人有权要求进行的程序是
87. 行政机关对公民或法人当场作出的数额较小的罚款,适用的程序是

[88~90]
A. 不纳入医疗机构中药制剂管理范围
B. 纳入备案管理的传统中药制剂管理范围
C. 纳入注册管理的中药制剂管理范围
D. 纳入注册管理的上市药品管理范围

88. 根据卫生部、国家中医药管理局、国家药品监督管理局2010年8月24日发布的《关于加强医疗机构中药制剂管理的意见》规定,中药加工成细粉,临用时加水、酒、醋、蜜、麻油等中药传统基质调配、外用,在医疗机构内由医务人员调配使用的物质的管理方式是
89. 根据卫生部、国家中医药管理局、国家药品监督管理局2010年8月24日发布的《关于加强医疗机构中药制剂管理的意见》规定,鲜药榨汁的管理方式是
90. 根据卫生部、国家中医药管理局、国家药品监督管理局2010年8月24日发布的《关于加强医疗机构中药制剂管理的意见》规定,受患者委托,按医师处方(一人一方)应用中药传统工艺加工而成的制品的管理方式是

三、综合分析选择题

答题说明

共20题,每题1分。题目分为若干组,每组题目基于同一个临床情景、病例、实例或者案例的背景信息逐题展开。每题的备选项中,只有1个最符合题意。

[91~94]
2020年5月,某县的A药品生产企业在K疫苗(第二类疫苗)生产、销售过程中,采用偷工减料、弄虚作假等手段逃避监督管理,致使若干份"效价不符合规定"的产品流向市场,有证据证明已造成接种人员健康的严重伤害后果。药品监督管理部门依据2019年新修订《药品管理法》有关规定,没收A企业违法生产、销售的该批K疫苗和违法所得,并依法从重处罚,罚没共计2500余万元。同时,撤销A企业K疫苗的药品批准证明文件,直接负责的主管人员和其他责任人员被移送司法机关追究相关

责任。

91. 上述案件中,药品监督管理部门对A企业从重处罚的理由和依据,不包括
A. 生产、销售的产品属生物制品,属从重处罚情形
B. 产品已造成人员伤害后果,属从重处罚情形
C. 违法者弄虚作假逃避监督管理,属从重处罚情形
D. 产品应定性是假药,并且流入市场,属从重处罚情形

92. 依法撤销A企业K疫苗药品批准证明文件的部

门是
- A. 省级药品监督管理部门
- B. 设区的市级药品监督管理部门
- C. 县级药品监督管理部门
- D. 国家药品监督管理部门

93. 本案中,直接负责的主管人员和其他责任人涉嫌
- A. 生产、销售假药罪
- B. 危害公共卫生罪
- C. 生产、销售劣药罪
- D. 生产、销售伪劣产品罪

94. 本案件属于情节严重,对直接负责的主管人员和直接责任人员追究的行政责任为
- A. 十年内不得从事药品生产、经营活动
- B. 三年内不得从事药品生产、经营活动,并处罚款
- C. 二十年内不得从事药品生产、经营活动
- D. 终身禁止从事药品生产、经营活动

[95~98]
某公立医院配备有中成药安宫牛黄丸、活心丸、牛黄上清丸(片、胶囊)、牛黄解毒丸(片、胶囊、软胶囊)、麝香通心滴丸。这些中成药被遴选到了2018年版《国家基本药物目录》、2019年版《国家基本医疗保险药品目录》中。这些药品在国家医疗保险药品目录中的情况如下面的表格。

药品分类代码	药品分类	编号	药品名称	备注
ZA04A	清热泻火剂	甲 76	牛黄解毒丸(片、胶囊、软胶囊)	
		甲 77	牛黄上清片	
ZA07A	清热开窍剂	甲 297	安宫牛黄丸	限高热惊厥或中风所致的昏迷急救、抢救时使用
ZA12G	化瘀宽胸剂	甲 536	活心丸	
		乙 544	麝香通心滴丸	

95. 负责上述表格中的药品遴选的部门是
- A. 国家医疗保障局
- B. 国家药品监督管理局
- C. 省级医疗保障局
- D. 省级药品监督管理局

96. 上述表格中的"甲""乙"的含义是
- A. 医疗保险甲类药品目录、乙类药品目录
- B. 甲类非处方药、乙类非处方药
- C. 基本药物甲类药品目录、乙类药品目录

- D. 短缺药品甲类药品目录、乙类药品目录

97. 如果上述表格中的"安宫牛黄丸""活心丸"属于国家基本药物,那么医疗保险报销的方式是
- A. 按医疗保险的规定支付
- B. 患者先自付,然后按医疗保险的规定支付
- C. 医疗保险不予支付
- D. 国家免费提供

98. 如果上述表格中的"麝香通心滴丸"属于国家基本药物,以下关于该药品及使用的说法,错误的是
- A. "麝香通心滴丸"中的"麝香"是人工的
- B. "麝香通心滴丸"先由患者自付,再按医疗保险规定支付
- C. "麝香通心滴丸"由执业中医师开具处方按说明书限定适应证用药可以由医疗保险支付
- D. "麝香通心滴丸"价格相比同类医疗保险甲类药品偏高

[99~100]
甲省乙市丙县丁药店经营品种中有注射剂、肿瘤治疗药、维C银翘片(标签上是红色OTC)、维生素C(营养补充剂类药品),其营业执照为法人营业执照。在日常检查中,丙县市场监督管理部门发现该药店执业药师不在岗时,所有药品均有出售。该市场监督管理部门首先责令丁药店限期改正,给予警告;丁药店到期后没有改正,丙县市场监督管理部门给予罚款900元;丁药店对该行政决定不予履行,丙县市场监督管理部门对这种行为强制执行,并加处罚款。丁药店对处罚不服,提起行政复议。行政复议后,对行政复议仍然不服提起行政诉讼。

99. 案例情景中执业药师不在岗时,可以销售的药品是
- A. 注射剂
- B. 肿瘤治疗药
- C. 维C银翘片
- D. 维生素C

100. 丙县药品监督管理部门所给予的900元罚款,适用的行政处罚决定程序是
- A. 立案
- B. 制作笔录
- C. 辩论
- D. 备案

[101~102]
患者,男,50岁,静脉滴注上市5年内的某国产药品,7分钟后全身瘙痒难以忍受,立即停药,患者症状无缓解,并出现呼吸困难,血压下降至40/25mmHg,神志模糊,给予抗休克治疗,患者神志逐

渐清醒,呼吸顺畅,痒感消失,血压回升至正常范围。查询药品说明书,【不良反应】项下注明该药品可能发生过敏性休克。

101. 根据《药品不良反应报告和监测管理办法》,上述信息中患者出现的临床症状为
    A. 一般药品不良反应
    B. 新的药品不良反应
    C. 药品不良事件
    D. 严重药品不良反应

102. 根据《药品不良反应报告和监测管理办法》,关于上述信息中的医疗机构对发生的药品不良反应处置的说法,正确的是
    A. 该药品不良反应不属于报告范围,可以不报告
    B. 通过在医院内发布药讯代替不良反应报告
    C. 只能向药品上市许可持有人报告
    D. 通过药品不良反应监测系统报告发现或获知的药品不良反应,也可向药品上市许可持有人直接报告

[103 ~ 104]

药品监督管理部门在对甲药品经营企业监督检查中发现,该企业《药品经营许可证》核定的经营方式为零售(连锁),经营范围为中药饮片、中成药、化学药制剂、抗生素制剂。《药品经营许可证》发证时间为2014年10月8日。检查人员现场检查时还发现,在货架上摆放有生物制品人血白蛋白。

103. 对甲企业在《药品经营许可证》有效期届满后,需要继续经营的,企业申请换发《药品经营许可证》的期限是
    A. 2019年4月7日至2019年10月7日
    B. 2019年7月8日至2019年10月8日
    C. 2019年10月7日至2020年4月7日
    D. 2019年10月8日至2020年1月8日

104. 对货架上摆放人血白蛋白行为的说法,正确的是
    A. 人血白蛋白属于西药制剂,未超出该企业许可经营范围
    B. 人血白蛋白尚未售出,不应按超经营范围处罚
    C. 违规销售生物制品,属于超许可证经营范围的行为
    D. 不明原因的陈列生物制品,不属于违反药品经营质量管理规范的行为

[105 ~ 107]

甲某患有癌症,2020年5月1日至15日在医院住院,经过手术后出院。由于疼痛难忍,家属通过同一家医院门诊为其开具杜冷丁(即盐酸哌替啶)。

105. 2020年5月1日至15日,医院为缓解甲某疼痛而开具的麻醉药品和第一类精神药品处方用量应该为
    A. 1日常用量
    B. 3日常用量
    C. 7日常用量
    D. 15日常用量

106. 医师在门诊为甲某开具杜冷丁处方时,与普通药品处方相同之处在于
    A. 前记中有家属姓名、身份证号码
    B. 处方用淡红色处方
    C. 正文中有药品名称、剂型、规格、数量、用法用量
    D. 药品金额在前记

107. 医师在门诊为甲某开具杜冷丁处方用量应该为
    A. 1次常用量
    B. 1日常用量
    C. 7日常用量
    D. 15日常用量

[108 ~ 110]

2018年2月25日凌晨,深圳皇岗检验检疫局工作人员在皇岗口岸入境大厅旅客通道,从一名旅客行李中截获一批特殊物品,经检查为5盒A型肉毒毒素,规格为100单位/瓶,显示储存温度为2 ~ 5℃。该批特殊物品无中文标签标识,其包装简易无冷链保温。因携带人员未主动申报,且无法提供相关检验检疫审批证明,工作人员依法对该批特殊物品做截留销毁处理。

108. A型肉毒毒素属于
    A. 麻醉药品
    B. 第一类精神药品
    C. 第二类精神药品
    D. 医疗用毒性药品

109. 不得经营或使用注射用A型肉毒毒素的是
    A. 药品批发企业
    B. 药品零售企业
    C. 医疗机构
    D. 医疗美容机构

110. 注射用A型肉毒毒素购进、销售台账保存期为超过药品有效期
    A. 1年
    B. 2年
    C. 3年
    D. 5年

四、多项选择题

111. 根据《疫苗储存和运输管理规范（2017年版）》（国卫疾控发〔2017〕60号），疾病预防控制机构、接种单位收货时应当核实疫苗运输的设备类型、运输过程的疫苗运输温度记录，对疫苗运输工具、疫苗冷藏方式、疫苗名称、生产企业、规格、批号、有效期、数量、用途、启运和到达时间、启运和到达时的疫苗储存温度和环境温度等内容进行核实并做好记录。下列处理措施符合规定的有
    A. 对于资料齐全、符合冷链运输温度要求的疫苗，方可接收
    B. 对资料不全、符合冷链运输温度要求的疫苗，接收单位可暂存该疫苗。待补充资料，符合要求后办理接收入库手续
    C. 对不能提供本次运输过程的疫苗运输温度记录的疫苗，不得接收或购进
    D. 对不符合冷链运输温度要求的疫苗，不得接收或购进

112. 某药品批发企业在药品储存和养护中采取的措施符合要求的有
    A. 药品与非药品分开存放
    B. 外用药与其他药品分开存放
    C. 中药材和中药饮片分库存放
    D. 拆除外包装的零货药品应集中存放

113. 国家调整基本药物目录品种和数量的依据有
    A. 已上市药品循证医学、药物经济学评价
    B. 国家基本药物的应用情况监测和评估
    C. 我国基本医疗卫生需求和基本医疗保障水平变化
    D. 我国疾病谱的变化

114. 在进口前国家药品监督管理局应当指定药品检验机构进行检验的是
    A. 不良反应大的药品
    B. 首次在中国境内销售的药品
    C. 国家药品监督管理局规定的生物制品
    D. 疗效不确切的药品

115. 根据刑法相关规定，明知他人生产、销售假药、劣药，而提供生产、经营场所、设备等便利条件的，以生产、销售假药、劣药的共同犯罪论处。下列情形按生产、销售假药、劣药的共同犯罪论处的有
    A. 明知他人销售假药、劣药，而为其提供发票的
    B. 明知他人生产假药、劣药，而为其提供原料、辅料的
    C. 明知他人生产假药、劣药，而为其提供网络销售渠道的
    D. 明知他人销售假药、劣药，而为其提供广告宣传的

116. 根据《药品管理法》，情节严重的，药品使用单位的法定代表人、主要负责人、直接负责的主管人员和其他责任人员有医疗卫生人员执业证书的，应当吊销执业证书的违法情况包括
    A. 未取得药品批准证明文件生产、进口药品
    B. 使用采取欺骗手段取得的药品批准证明文件生产、进口药品
    C. 使用未经审评审批的原料药生产药品
    D. 编造生产、检验记录的药品

117. 对于进口药品，口岸药品检验所不予抽样的情形有
    A. 未提供出厂检验报告书和原产地证明原件
    B. 装运码头与单证不符的
    C. 进口药品批号或者数量与单证不符的
    D. 进口药品包装及标签与单证不符的

118. 根据《药品经营质量管理规范》，药品零售企业的营业店堂应做到
    A. 药品陈列的类别标签字迹清晰、放置准确
    B. 显著位置应悬挂《药品经营许可证》正本、营业执照、执业药师注册证
    C. 蛋白同化制剂放置于冷藏设备中
    D. 公布监督电话、设置顾客意见簿

119. 制定麻醉药品药用原植物年度种植计划的部门是
    A. 国务院公安部门
    B. 国务院药品监督管理部门
    C. 国务院农业主管部门
    D. 国家卫生健康委员会

120. 药学部门的专业技术性主要体现在
    A. 解释和调配处方
    B. 评价处方和处方中的药物
    C. 掌握配制制剂的技术
    D. 承担药物治疗监护工作

执业药师资格考试

药事管理与法规
押题秘卷（五）

考生姓名：＿＿＿＿＿＿＿＿

准考证号：＿＿＿＿＿＿＿＿

工作单位：＿＿＿＿＿＿＿＿

一、最佳选择题

1. 根据相关规定,医疗机构临床使用的药品应当由药学部门统一采购供应。其他科室或者部门不得从事药品的采购、调剂活动,不得在临床使用非药学部门采购供应的药品。下列药品可以由非药学部门采购供应的是
   A. 常用药品
   B. 放射性药品
   C. 临床急需进口的少量药品
   D. 急救药品

2. 下列药品注册事项由国家药品监督管理局负责的是
   A. 境内生产药品再注册申请的受理、审查和审批
   B. 药品上市后变更的备案、报告事项管理
   C. 组织对药物非临床安全性评价研究机构、药物临床试验机构的日常监管及查处违法违规行为
   D. 建立药品注册管理工作体系和制度

3. 《中华人民共和国药品管理法》第一百一十四条规定"违反本法规定,构成犯罪的,依法追究刑事责任"。这和《中华人民共和国行政处罚法》的相关规定是一致的,也就是违法行为构成犯罪的,有管辖权的行政机关必须将案件移送的部门是
   A. 人民代表大会
   B. 社会行业协会
   C. 司法机关
   D. 上一级行政机关

4. 根据《中共中央国务院关于深化医疗保障制度改革的意见》,关于"1+4+2"医疗保障制度总体改革框架和基本原则的说法,错误的是
   A. "1"是力争到2030年,全面建成以基本医疗保险为主体,医疗救助为托底,补充医疗保险、商业健康保险、慈善捐赠、医疗互助共同发展的多层次医疗保障制度体系
   B. "4"是健全待遇保障、筹资运行、医保支付、基金监管四个机制

   C. "2"是完善医药服务供给和医疗保障服务两个支撑
   D. 医疗保障制度改革坚持促进公平、筑牢底线,提高制度的公平性、协调性,短期内缩小待遇差距,增强普惠性、基础性、兜底性保障

5. 乡村医生李某熟悉中草药的栽培技术,并自种、自采、自用中草药,李某的下列做法,正确的是
   A. 将自种的中草药在其所在的村卫生室使用
   B. 自种、自采、自用需特殊加工炮制的中草药
   C. 将自种的中草药加工成中药制剂
   D. 种植中药材洋金花

6. 药品监督管理部门认为药品生产企业召回不彻底或者需要采取更为有效的措施的,可以
   A. 要求药品生产企业停产停业整顿
   B. 要求药品生产企业重新召回或者扩大召回范围
   C. 吊销药品批准证明文件
   D. 吊销药品生产企业的《药品生产许可证》

7. 不属于行政处罚的适用条件的是
   A. 必须已经实施了违法行为,且该违法行为违反了行政法规范
   B. 行政相对人具有责任能力
   C. 行政相对人的行为依法应当受到处罚
   D. 违法行为已超过3年

8. 王某因举办中医诊所未备案,拒不改正,被处以五年内不得从事中医药相关活动的行政处罚,这样的行政处罚种类属于
   A. 人身罚
   B. 财产罚
   C. 声誉罚
   D. 资格罚

9. 根据《药品、医疗器械、保健、特殊医学用途配方食品广告审查管理暂行办法》,关于保健食品、特殊医学用途配方食品广告发布和内容要求的说法,错误的是

A. 保健食品的广告,内容应当以市场监督管理部门批准的注册证书或者备案凭证、注册或者备案的产品说明书内容为准

B. 特殊医学用途配方食品的广告,内容应当以市场监督管理总局批准的注册证书和产品标签、说明书为准,必要时可以涉及疾病预防、治疗功能

C. 保健食品广告涉及保健功能、产品功效成分或者标志性成分及含量、适宜人群或者食用量等内容的,不得超出注册证书或者备案凭证、注册或者备案的产品说明书范围

D. 特殊医学用途配方食品广告涉及产品名称、配方、营养学特征、适用人群等内容的,不得超出注册证书、产品标签、说明书范围

10. 关于特殊医学用途配方食品和婴幼儿配方食品管理的说法,错误的是

A. 特殊医学用途配方食品注册时,应当提交产品配方、生产工艺、标签、说明书,以及表明产品安全性、营养充足性和特殊医学用途临床效果的材料

B. 婴幼儿配方乳粉产品配方申请注册时,应当提交配方研发报告和其他表明配方科学性、安全性的材料

C. 特殊医学用途配方食品注册证书和婴幼儿配方乳粉产品配方注册证书有效期限均为5年

D. 特殊医学用途配方食品注册证书和婴幼儿配方乳粉产品配方注册证书均为国家药品监督管理局核发

11. 根据《疫苗管理法》,国务院药品监督管理部门可以根据疾病预防、控制需要和疫苗行业发展情况,组织对疫苗品种开展上市后评价,应当注销该品种所有疫苗的药品注册证书并废止相应的国家药品标准的情形是

A. 某疫苗品种的产品设计、生产工艺、安全性、有效性或者质量可控性明显劣于预防、控制同种疾病的其他疫苗品种

B. 某疫苗预防接种异常反应严重或者其他原因危害人体健康

C. 某疫苗生产工艺、生产场地、关键设备等发生变更

D. 某疫苗上市后研究不能证明其获益大于风险

12. 关于毒性中药饮片定点生产和经营管理行为的说法,错误的是

A. 雄黄根据市场需求,按省区确定2~3个定点企业生产

B. 朱砂应由全国集中统一定点生产,供全国使用

C. 定点生产的毒性中药饮片可直销到医疗机构

D. 毒性中药饮片实行专人、专库(柜)、专账、专用衡器、双人双锁保管

13. 有关中药材产地初加工管理的说法,错误的是

A. 采收及初加工过程中应尽可能排除非药用部分及异物,特别是杂草及有毒物质,剔除破损、腐烂变质的部分

B. 道地药材加工时,应按现代化方法进行加工

C. 药用部分采收后,经过拣选、清洗、切制或修整等适宜加工

D. 需干燥的应采用适宜的方法和技术迅速干燥,并控制温度和湿度,使中药材不受污染,有效成分不被破坏

14. 某企业核发的《药品经营许可证》经营范围载明的事项有"处方药、非处方药(甲类、乙类)、中药饮片、中成药、化学药制剂、抗生素制剂、生物制品(除疫苗)"。该企业属于

A. 药品生产企业

B. 药品批发企业

C. 药品零售企业

D. 普通商业企业

15. 根据《药品经营质量管理规范》,在药品批发企业中,具有执业药师资格的是

A. 企业法定代表人

B. 质量负责人

C. 采购员

D. 验收人员

16. 某医院配置的医疗机构制剂临床效果良好,很

受患者欢迎。该医院制剂管理的做法,正确
的是

A. 加强药品不良反应监测,并对该制剂质量负责

B. 在医院宣传栏中对该制剂进行广告宣传

C. 通过提供互联网药品信息服务的网站发布
该制剂信息

D. 将该制剂销售给其他需要的医疗机构

17. 根据《中华人民共和国基本医疗卫生与健康促
进法》,关于我国建立的多层次医疗保障体系的
说法,**错误**的是

A. 国家依法多渠道筹集基本医疗保险基金,逐
步完善基本医疗保险可持续筹资和保障水
平调整机制

B. 公民有依法参加基本医疗保险的权利和义务

C. 用人单位和职工按照国家规定缴纳职工基
本医疗保险费

D. 用人单位和城乡居民按照规定缴纳城乡居
民基本医疗保险费

18. 下列关于药品追溯的有效实施要求说法**错误**的是

A. 药品追溯系统用于实现追溯信息采集、存
储、和交换

B. 药品上市许可持有人、药品生产企业、药品
经营企业和药品使用单位应当建立并实施
药品追溯制度

C. 药品生产企业、药品经营企业和医疗机构等
应当做到逢码必扫,实现药品整箱可追溯、
可核查

D. 药品追溯监管系统是药品监督管理部门根
据自身的药品追溯监管需求而建设的信息
系统

19. 关于国家药品监督管理局职责的说法,**错误**的是

A. 负责药品安全监督管理和药品标准管理

B. 负责药品、医疗器械和化妆品的注册管理

C. 制定药品经营、使用质量管理规范并指导实施

D. 组织制定国家药物政策和国家基本药物制度

20. 关于**药品批准文件的说法,错误的是**

A. 药品监督管理部门制作的药品注册批准证
明电子文件及原料药批准文件电子文件与
纸质文件具有同等法律效力

B. 药品批准文号随着上市后的注册事项的变
更而改变

C. 经核准的药品生产工艺、质量标准、说明书
和标签作为附件一并发给申请人,必要时还
应附药品上市后研究要求

D. 经核准的药品生产工艺、质量标准、说明书
和标签信息纳入药品品种档案,并根据上市
后变更情况及时更新

21. 关于医疗机构采购品种"一品两规"的说法,正
确的是

A. 除特殊情况外,每一通用名药品品牌不能超
过 2 个(只允许同一药品两种规格)

B. 同一通用名药品品种,注射剂在任何情况下
采购不得超过 2 种

C. 同一通用名药品品种,口服剂型在任何情况
下采购不得超过 2 种

D. 同一通用名药品品种,处方类同的复方制剂
在任何情况下采购不得超过 1~2 种

22. 根据《医疗机构制剂配制监督管理办法(试
行)》,《医疗机构制剂许可证》应当载明的项目
内容**不包括**

A. 配制范围

B. 配制地址

C. 药检室负责人

D. 制剂室负责人

23. **药品上市后的变更,按照其对药品安全性、有效性
和质量可控性的风险和产生影响的程度,实行分类
管理。下列不属于药品上市后变更分类的是**

A. 审批类变更

B. 备案类变更

C. 报告类变更

D. 认证类变更

24. **根据《疫苗管理法》,国家实行疫苗全程电子追
溯制度。关于疫苗全程信息化追溯制度的说
法,错误的是**

A. 国务院药品监督管理部门会同国务院卫生
健康主管部门制定统一的疫苗追溯标准和
规范,建立全国疫苗电子追溯协同平台,整
合疫苗生产、流通和预防接种全过程追溯信

息,实现疫苗可追溯

B. 疫苗上市许可持有人应当建立疫苗电子追溯系统,与全国疫苗电子追溯协同平台相衔接,实现生产、流通和预防接种全过程最小包装单位疫苗可追溯、可核查

C. 疾病预防控制机构、接种单位应当依法如实记录疫苗流通、预防接种等情况,并按照规定向全国疫苗电子追溯协同平台提供追溯信息

D. 疫苗批发企业应当依法如实记录疫苗流通、预防接种等情况,并按照规定向全国疫苗电子追溯协同平台提供追溯信息

25. 某中药饮片没有国家药品标准,在实践中可执行的炮制标准是

   A. 按照省级药品监督管理部门制定的炮制规范执行

   B. 参照《中国药典》功能主治相同的中药饮片的标准执行

   C. 参照国家药品监督管理部门颁布的炮制方法相近的药品标准执行

   D. 参照国家药品监督管理部门批准的炮制方法相近的药品注册标准执行

26. 下列药品注册事项由国家药品监督管理局药品审评中心负责的是

   A. 负责境内生产药品再注册申请

   B. 制定药品注册管理规范

   C. 依法组织药品注册审评审批及相关的监督管理工作

   D. 负责药物临床试验申请、药品上市许可申请的受理和技术审评

27. 2019 年《药品管理法》修订,将三年和四年试点和实践经验成果的药品上市许可持有人制度确定为药品管理的基本制度、核心制度。申请人为境外企业等的,应当指定中国境内的企业法人办理相关药品注册事项。上述情景中的药品上市许可持有人是指

   A. 取得药品注册证书的企业或者药品研制机构等

   B. 取得进口药品注册证书的企业或者药品研

制机构等

   C. 取得医药产品注册证书的企业或者药品研制机构等

   D. 取得药品生产许可证的企业或者药品研制机构等

28. 某医疗器械注册证编号为"国械注进20152402038",关于此编号的认识错误的是

   A. "国械注进"代表港澳台地区注册的医疗器械

   B. 首次注册年份为 2015 年,第五位数字"2"代表产品管理类别为第二类医疗器械

   C. 第六、七位数字"40"代表分类编号为"6840"体外诊断试剂或临床检验分析仪器

   D. 最后四位数字"2038"代表首次注册流水号

29. 根据《医疗用毒性药品管理办法》《关于切实加强医疗用毒性药品监管的通知》的相关规定,指定并下达毒性药品年度生产、收购、供应和配制计划的部门是

   A. 国家药品监督管理部门

   B. 省级药品监督管理部门

   C. 市级药品监督管理部门

   D. 国家卫生计生部门

30. 根据《中华人民共和国中医药法》和《中华人民共和国药品管理法》,医疗机构应用传统工艺配制中药制剂未依照规定备案,或者未按照备案材料载明的要求配制中药制剂的,其直接责任人员给予的处罚是

   A. 五年内不得从事中医药相关活动

   B. 终身不得从事药品生产、经营活动

   C. 终身不得从事中医药相关活动

   D. 五年内不得从事药品生产、经营活动

31. 根据《中华人民共和国中医药法》,炮制中药饮片、委托配制中药制剂应当备案而未备案,或者备案时提供虚假材料的,应该由药品监督管理部门按照各自职责分工给予的处罚不包括

   A. 责令改正,没收违法所得

   B. 并处三万元以下罚款,向社会公告相关信息

   C. 拒不改正的,责令停止炮制中药饮片、委托配制中药制剂活动

D. 拒不改正的,其直接责任人员十年内不得从事中医药相关活动

32. 医疗用毒性药品系指毒性剧烈、治疗剂量与中毒剂量相近,使用不当会致人中毒或死亡的药品。根据《医疗用毒性药品管理办法》,违反规定擅自生产、收购、经营毒性药品的单位或个人,应该给予的处罚不包括

    A. 没收全部毒性药品

    B. 情节严重、致人伤残或死亡,构成犯罪的,依法追究民事责任

    C. 给予警告

    D. 处非法所得五至十倍罚款

33. 根据《疫苗管理法》,关于疫苗全程冷链储运管理制度的说法,错误的是

    A. 疫苗上市许可持有人、疾病预防控制机构自行配送疫苗应当具备疫苗冷链储存、运输条件

    B. 疫苗在储存、运输全过程中应当处于规定的温度环境,冷链储存、运输应当符合要求,并定时监测、记录温度

    C. 疾病预防控制机构、接种单位、疫苗上市许可持有人应当遵守疫苗储存、运输管理规范,保证疫苗质量,疫苗配送单位只要封闭式车辆运输即可

    D. 疫苗储存、运输管理规范由国务院药品监督管理部门、国务院卫生健康主管部门共同制定

34. 关于药品上市注册制度的说法,错误的是

    A. 申请人在申请药品上市注册前,应当完成药学、药理毒理学和药物临床试验等相关研究工作

    B. 申请药品注册,应当提供真实、充分、可靠的数据、资料和样品,证明药品的安全性、有效性和质量可控性

    C. 禁止使用境外研究资料和数据支持药品上市注册

    D. 申请人取得药品注册证书后,为药品上市许可持有人

35. 关于医疗器械说明书的说法,错误的是

    A. 说明书只能由医疗器械注册人制作

    B. 说明书随产品提供给用户

    C. 说明书涵盖该产品安全有效的基本信息

    D. 说明书是用以指导正确安装、调试、操作、使用、维护、保养的技术文件

36. 变更原药品注册批准证明文件及其附件所载明的事项或者内容的,申请人应当按照规定,参照相关技术指导原则,对药品变更进行充分研究和验证,充分评估变更可能对药品安全性、有效性和质量可控性的影响。提出的变更程序不包括

    A. 补充申请

    B. 补充备案

    C. 补充报告

    D. 补充临床试验申请

37. 药品经营过程和经营质量管理规范执行情况,由市县两级市场监管部门负责检查。检查发现问题的,应该采取的措施不包括

    A. 依法依规查处并及时采取风险控制措施

    B. 涉嫌犯罪的,移交司法机关追究刑事责任

    C. 推动违法行为处罚到单位

    D. 检查和处罚结果向社会公开

38. 根据《关于印发国家组织药品集中采购和使用试点方案的通知》(国办发〔2019〕2号),开启了"4+7"药品采购模式,从通过质量和疗效一致性评价的仿制药对应的通用名药品中遴选试点品种,并且在保障药品质量和供应的基础上,出台了一系列引导医疗机构和患者形成合理用药习惯的措施。关于这些措施的说法,错误的是

    A. 对于集中采购的药品,在医保目录范围内的以集中采购价格作为医保支付标准

    B. 原则上对同一通用名下的原研药、参比制剂、通过一致性评价的仿制药,医保基金按相同的支付标准进行结算

    C. 患者使用价格高于支付标准的药品,超出支付标准的部分由患者自付

    D. 患者使用价格低于支付标准的药品,按支付标准支付

39. 关于职业化专业化药品检查员制度的说法,正确的是

    A. 药品检查员队伍要落实药品注册现场检查、

特殊管理药品派驻检查,以及属地检查、境外检查要求

B. 有特殊管理药品等高风险药品生产企业的地区,还应配备相应数量的具有特殊管理药品等高风险药品检查技能和实践经验的药品检查员

C. 国家药品监督管理局将检查员划分为初级检查员、中级检查员、高级检查员、专家级检查员4个层级

D. 职业化专业化检查员和飞行检查都适用于药品、医疗器械和化妆品

40. 根据《中华人民共和国药品管理法》及其实施条例,关于医疗机构制剂的说法,正确的是

A. 不得在市场销售

B. 可以在定点零售药店销售

C. 经国家药品监督管理部门批准方可在市场上销售

D. 经省级药品监督管理部门批准方可在市场上销售

二、配伍选择题

答题说明

共50题,每题1分。题目分为若干组,每组题目对应同一组备选项,备选项可重复选用,也可不选用。每题只有1个备选项最符合题意。

[41~43]

A. 市场监管部门

B. 医疗保障部门

C. 发展和改革宏观调控部门

D. 人力资源和社会保障部门

41. 负责药品零售、医疗器械经营的许可、检查和处罚的部门是

42. 制定医疗保险相关部门规章并组织实施的部门是

43. 负责监测和管理药品宏观经济的部门是

[44~46]

A. 显著方式提请消费者注意

B. 不得以格式条款、通知、声明、店堂告示等方式作出规定

C. 以格式条款、通知、声明、店堂告示等方式作出规定

D. 强制交易

44. 商品或者服务的数量和质量、价款或者费用、履行期限和方式、安全注意事项和风险警示、售后服务、民事责任等与消费者有重大利害关系的内容应该

45. 排除或者限制消费者权利、减轻或者免除经营者责任、加重消费者责任等内容应该

46. 不得利用格式条款并借助技术手段

[47~48]

A. 15日内

B. 60日内

C. 3个月内

D. 6个月内

47. 根据《行政复议法》和《行政诉讼法》,某药店对某市药品监督管理部门作出的行政处罚行为不服的,该药店提出行政复议的时效一般为自知道该具体行政行为之日起

48. 根据《行政复议法》和《行政诉讼法》,某药店对某市药品监督管理部门作出的行政处罚行为不服的,该药店直接向人民法院提出行政诉讼的时效为自知道或者应当知道作出行政行为之日起

[49~51]

A. 甲类非处方药

B. 医疗机构制剂

C. 乙类非处方药

D. 属于非处方药的含麻黄碱类复方制剂

49. 能在零售药店非人工自助售药设备销售的是

50. 零售药店一次销售不得超过2个最小包装,并且不得开架销售的是

51. 零售药店销售时,执业药师应当主动向个人消

费者提供用药指导,并且不需要登记姓名、身份证号码的药品是

[52 ~ 53]

A. 司可巴比妥

B. 异戊巴比妥

C. 麦角胺

D. 士的宁

52. 按第一类精神药品管理的是

53. 按第二类精神药品管理的是

[54 ~ 55]

A. 药学部门

B. 药检室

C. 临床科室

D. 放射科室

54. 负责配置医疗机构制剂的是

55. 负责医疗机构制剂质量检验的是

[56 ~ 57]

A. 国家药品监督管理部门

B. 省级药品监督管理部门

C. 设区的市级药品监督管理部门

D. 县级药品监督管理部门

56. 根据《中华人民共和国中医药法》,炮制中药饮片应当备案而未备案,或者备案时提供虚假材料的,处罚部门是

57. 根据《中华人民共和国中医药法》,委托配制中药制剂应当备案而未备案,或者备案时提供虚假材料的,处罚部门是

[58 ~ 59]

A. 麻醉药品

B. 第一类精神药品

C. 第二类精神药品

D. 医疗用毒性药品

58. 亚砷酸钾属于

59. 复方磷酸可待因糖浆属于

[60 ~ 61]

A. 药品上市许可持有人未按照规定开展药品不良反应监测或者报告疑似药品不良反应的

B. 药品经营企业未按照规定报告疑似药品不良反应的

C. 医疗机构未按照规定报告疑似药品不良反应的

D. 省级药品不良反应监测中心未按照规定报告疑似药品不良反应的

60. 省级药品监督管理部门给予违法机构"责令限期改正,给予警告;逾期不改正的,责令停产停业整顿,并处十万元以上一百万元以下的罚款"行政处罚的情况是

61. 省级药品监督管理部门给予违法机构"责令限期改正,给予警告;逾期不改正的,责令停产停业整顿,并处五万元以上五十万元以下的罚款"行政处罚的情况是

[62 ~ 63]

A. 可能危及人身、财产安全的商品和服务

B. 发现其提供的商品或者服务存在缺陷,有危及人身、财产安全危险的

C. 经营者向消费者提供有关商品或者服务的虚假信息

D. 消费者在购买该商品或者接受该服务前已经知道其存在不违反法律强制性规定的瑕疵

62. 应当向消费者作出真实的说明和明确的警示,并说明和标明正确使用商品或者接受服务的方法及防止危害发生的方法的是

63. 应当立即向有关行政部门报告和告知消费者,并采取停止销售、警示、召回、无害化处理、销毁、停止生产或者服务等措施的是

[64 ~ 66]

A. 拟订养老、失业、工伤等社会保险及其补充保险政策和标准

B. 拟订医疗保险、生育保险、医疗救助等医疗保障制度的法律法规草案、政策、规划和标准

C. 承担医药工业行业管理工作

D. 拟订药品流通发展规划和政策

64. 医疗保障部门负责

65. 工业和信息化部门负责

66. 人力资源和社会保障部门负责

[67~68]

A. 甲类非处方药

B. 终止妊娠药品

C. 乙类非处方药

D. 未列入非处方药目录的抗菌药

67. 能在零售药店销售,但需凭医师处方才能销售的是

68. 不得在零售药店销售的是

[69~71]

A. 国家药品监督管理部门

B. 省级药品监督管理部门

C. 国家药品不良反应监测中心

D. 省级药品不良反应监测中心

69. 药品上市许可持有人采取的风险控制措施应当向省级药品不良反应监测技术机构报告不良反应详细情况及风险评估情况,主动向社会公布,还需要报告的机构是

70. 根据分析评价结果,可以采取暂停生产、销售、使用和召回药品等措施,并监督检查,同时将采取的措施通报同级卫生行政部门的机构是

71. 根据药品分析评价结果,可以要求企业开展药品安全性、有效性相关研究的机构是

[72~74]

A. 第一类精神药品

B. 麻醉药品

C. 第二类精神药品

D. 含特殊药品复方制剂

72. 根据特殊管理药品有关品种目录管理的规定,丁丙诺啡(透皮贴剂之外的剂型)属于

73. 根据特殊管理药品有关品种目录管理的规定,丁丙诺啡透皮贴剂属于

74. 根据特殊管理药品有关品种目录管理的规定,

萘普待因片属于

[75~76]

A. 存在严重安全风险的品种

B. 风险大于获益的品种

C. 提示可能存在质量安全问题的药品

D. 造成严重人身伤害或者死亡的严重不良反应的药品

75. 应当主动申请注销药品批准证明文件的药品是

76. 药品上市许可持有人必须立即采取暂停生产、销售、使用或者召回等措施,并积极开展风险排查的药品是

[77~79]

A. 第一类精神药品

B. 麻醉药品

C. 第二类精神药品

D. 医疗用毒性药品

77. 根据特殊管理药品有关品种目录管理的规定,瑞马唑仑(包括其可能存在的盐、单方制剂和异构体)属于

78. 根据特殊管理药品有关品种目录管理的规定,三唑仑(包括其可能存在的盐、单方制剂、异构体、酯和醚)属于

79. 根据特殊管理药品有关品种目录管理的规定,艾司唑仑(包括其可能存在的盐、单方制剂、异构体、酯和醚)属于

[80~82]

A. 责令停产,并处五万元以上十万元以下的罚款

B. 责令停业,并处两万元以上五万元以下的罚款

C. 责令停业,并处五千元以上两万元以下的罚款

D. 处五千元以上一万元以下罚款

80. 医疗机构未依规定购买、储存麻醉药品和第一类精神药品的,被设区的市级卫生主管部门责令限期改正而逾期不改正的

81. 第二类精神药品零售企业违反规定储存、销售或者销毁第二类精神药品,被药品监督管理部门责令限期改正而逾期不改正的

82. 定点批发企业未依照规定购进麻醉药品和第一类精神药品,被药品监督管理部门责令限期改正而逾期不改正的

[83 ~ 85]
A. 国家药品监督管理部门
B. 省级药品监督管理部门
C. 设区的市级药品监督管理部门
D. 县级药品监督管理部门

83. 根据《中华人民共和国中医药法》,医疗机构炮制中药饮片需要备案的部门是
84. 根据《中华人民共和国中医药法》,委托配制中药制剂的备案部门是
85. 根据《中华人民共和国中医药法》,仅应用传统工艺配制的中药制剂品种的配制备案部门是

[86 ~ 87]
A. 市场监管部门
B. 工业和信息化管理部门
C. 海关
D. 商务部门

86. 负责拟订药品流通发展规划和政策的部门是
87. 负责药品进口与出口的监管、统计与分析的部门是

[88 ~ 90]
A. 来源于古代经典名方的中药复方制剂
B. 古代经典名方
C. 应用传统工艺配制中药制剂
D. 医疗机构自配中药制剂

88. 根据《中华人民共和国中医药法》,在申请药品批准文号时,可以仅提供非临床安全性研究资料的是
89. 根据《中华人民共和国中医药法》,变审批制为备案制的是
90. 根据《中华人民共和国中医药法》,至今仍广泛应用、疗效确切、具有明显特色与优势的古代中医典籍所记载的方剂是

三、综合分析选择题

答题说明

共20题,每题1分。题目分为若干组,每组题目基于同一个临床情景、病例、实例或者案例的背景信息逐题展开。每题的备选项中,只有1个最符合题意。

[91 ~ 94]
2019年6月12日,药品批发企业A(总部在山东省济南市)经审查批准取得了批发阿司匹林(OTC)、阿奇霉素、福尔可定、艾司唑仑等药品的资质。为了便于开展业务,该企业在开业当天取得了麻醉药品和精神药品《运输证明》和《邮寄证明》。2019年9月5日,湖南省药品批发企业B向企业A订购福尔可定,企业B委托江苏省运输公司D运输;10月5日,该企业又向企业A订购艾司唑仑,企业B同样委托运输公司D运输。10月12日,河北省石家庄市药品经营企业C向A订购阿司匹林(OTC)、阿奇霉素及艾司唑仑用于零售,要求邮寄艾司唑仑。上述药品经营行为经药品监督管理部门监督检查,均合法。

91. 关于三家药品经营企业药品经营范围的说法,正确的是
A. 药品批发企业A不可以经营麻醉药品
B. 药品批发企业B不可以经营麻醉药品
C. 药品经营企业C是零售连锁企业
D. 药品经营企业C不可以经营处方药

92. 药品批发企业A的麻醉药品和精神药品经营资质的审批机构是
A. 国家药品监督管理局
B. 山东省药品监督管理局
C. 湖南省药品监督管理局
D. 石家庄市药品监督管理局

93. 药品经营企业C经营艾司唑仑经审查和批准的机构是
A. 山东省药品监督管理局
B. 济南市药品监督管理局

C.河北省药品监督管理局

D.石家庄市药品监督管理局

94.案例中,药品批发企业 A 采取的配送形式的后续措施正确的是

A.运输福尔可定时,需要将《运输证明》正本交给江苏省运输公司 D

B.运输艾司唑仑时,需要将《运输证明》副本交给江苏省运输公司 D

C.2020 年 1 月,《运输证明》失效,不能使用

D.邮寄艾司唑仑后,《邮寄证明》仍然可以使用

[95~98]

河南省某药品生产企业生产注射用乳糖酸阿奇霉素。其药品说明书和标签标明的适应证为"治疗耳部疾病、鼻窦炎、肺炎、咽喉感染、病毒性感染等"。国家药品监督管理部门在审核该药品注册时,核准的药品标准中的适应证是"治疗耳部疾病、鼻窦炎、肺炎、咽喉感染"。

95."注射用乳糖酸阿奇霉素说明书"中的"注射用阿奇霉素"是

A.通用名称

B.商品名称

C.英文名称

D.汉语拼音

96."注射用乳糖酸阿奇霉素说明书"标题下方需要印制的警示语是

A.请仔细阅读说明书并在医师指导下使用

B.请仔细阅读说明书或在医师指导下使用

C.请仔细阅读说明书并按说明使用或在药师指导下购买和使用

D.请仔细阅读说明书或按说明使用或在药师指导下购买和使用

97."注射用乳糖酸阿奇霉素说明书"(成分)应该列出

A.活性成分(化学名称、化学结构式、分子式、分子量)、严重不良反应辅料名称

B.所有的药味、严重不良反应辅料名称

C.活性成分(化学名称、化学结构式、分子式、分子量)、全部辅料名称

D.所有的药味、全部辅料名称

98.关于"注射用乳糖酸阿奇霉素说明书"(适应证)的书写内容的判断,正确的是

A.超出了国家批准的该品种药品标准中的适应证,书写不合法且为假药

B.与国家批准的该品种药品标准中的适应证一致,书写合法

C.删减了国家批准的该品种药品标准中的适应证,书写不合法且为假药

D.无法判断书写合法性

[99~102]

张某因听力下降,决定去某药品零售企业购买一台助听器。选购时,发现不同助听器的注册证号具有不同的格式:国械注进 2015246×××、国械注许 2016246×××、沪食药监械(准)2012 第 216×××、京药监械(准)2012 第 246×××等。这四种助听器在药店均贴有广告,根据广告张某专门请教了该药店值班药师,并购买了其中的一款。

99.根据上述资料的注册证号格式,可以推断出四种助听器的管理类别是

A.第一类医疗器械

B.第二类医疗器械

C.第三类医疗器械

D.第四类医疗器械

100.根据上述资料的注册证号格式,可以推断出产品类别不同于另外三种助听器的是

A.国械注进 2015246×××

B.国械注许 2016246×××

C.沪食药监械(准)2012 第 216×××

D.京药监械(准)2012 第 246×××

101.根据上述资料的注册证号格式,关于助听器生产出售,正确的是

A.生产执行备案管理,销售执行备案管理

B.生产执行备案管理,销售执行许可管理

C.生产执行注册管理,销售执行许可管理

D.生产执行注册管理,销售执行备案管理

102.假如上述信息中的"这四种助听器在药店均贴有广告,根据广告张某专门请教了该药店值班

药师,并购买了其中的一款"是合法的。那么,可以推断该助听器的种类属于

A. 个人自用的医疗器械

B. 大型医疗器械

C. 植入类医疗器械

D. 医用医疗器械

[103~105]

相关药品生产、经营企业信息:①甲是 A 市的药品批发企业,质量管理部门负责人李某为注册在该企业的执业药师。②乙是 A 市的一家药品零售连锁企业总部,具备处方药、非处方药经营资格,执业药师林某是该企业的质量负责人。③丙是乙所辖直营门店,位于 B 市,具备处方药、非处方药经营资格,执业药师王某是注册在该门店的唯一执业药师。④丁是 A 市的非连锁药品零售企业,只具备非处方药经营资格。⑤戊是药品生产企业。相关背景执业药师"挂证"是一种严重违反执业药师职业道德操守的行为,给执业药师形象造成了恶劣影响,必须予以坚决打击和有效遏制。国家药品监督管理局印发通知,2019 年 4 月起,在全国范围内开展为期 6 个月的执业药师"挂证"专项整治行动,5 月 1 日前全国药品零售企业必须完成自查自纠,限期整改,清退"挂证"执业药师,并做到执业药师在岗真实执业,逾期未整改到位的,不得开展药品经营活动,否则将予以严肃查处。

103. 药品监督管理部门按照日常监督检查计划,对甲批发企业实施监督检查,发现该企业存在下列经营行为,其中,符合药品经营质量管理规范的是

A. 甲批发企业从戊生产企业购进的一批药品到货,企业相关岗位人员正在进行收货入库,戊生产企业承运药品的运输车辆为敞车

B. 甲批发企业向丁零售企业销售 20 盒头孢克肟分散片,并如实开具了销售发票

C. 甲批发企业李某请假一周,请假前授权该企业同样具备执业药师资格的销售部门负责人代为履行其岗位职责,并出具了授权委托书,其间甲批发企业正常营业

D. 甲批发企业向某中西医结合医院销售了 10 袋毒性中药饮片,并将该批药品配送至该医院院内专用库房

104. 药品监督管理部门日常监督检查发现存在下列情形,其中,符合药品监管法律法规规定的是

A. 乙连锁企业总部的药学技术人员在经营场所外设置"便民健康服务站点",向来往行人免费发放乙类非处方药使用常识宣传单,并销售乙类非处方药

B. 注册在丙零售企业的执业药师王某不在岗,在处方药陈列区摆放了"执业药师不在岗,暂停销售处方药"的告示牌

C. 乙连锁企业总部林某的实际工作单位和社保缴纳单位为当地一家综合性医院

D. 丙零售企业王某实际一直在乙连锁企业总部工作

105. 国家整治执业药师"挂证"行动自查自纠期结束后,负责药品监督管理的部门对丙零售企业突击检查,查实注册执业药师王某系"挂证",药品监督管理部门对其作出相关处置,其中,不符合药品监管法律法规规定的是

A. 认定执业药师王某的"挂证"行为是严重违反药品经营质量管理规范的情形,撤销丙零售企业的《药品经营质量管理规范认证证书》

B. 撤销执业药师王某的《执业药师注册证》

C. 在全国执业药师注册管理信息系统对王某的"挂证"行为进行记录,并予以公示

D. 吊销执业药师王某的《执业药师职业资格证书》

[106~107]

某中药店有牛黄、麝香、人工牛黄、人参片、丁香等中药饮片。查阅《国家医疗保险、工伤保险和生育保险目录》,人工牛黄、人参片、丁香属于"基金予以支付的中药饮片",牛黄、麝香属于"不得纳入基金支付范围的中药饮片"

106. 关于上述情景中的"人工牛黄、人参片、丁香"

的说法,错误的是

A. 三种中药饮片的药品标准是国家药品标准

B. 三种中药饮片是国家基本药物

C. 三种中药饮片医疗保险可以予以支付

D. 三种中药饮片属于医疗保险乙类药品

107. 上述情景中"牛黄、麝香"的遴选部门及省级相关部门的调整权限分别为

A. 国家医疗保障局,可以增加

B. 省级医疗保障部门,可以增加

C. 国家医疗保障局,不得增加

D. 省级医疗保障部门,不得增加

[108～110]

2019年2月12日,国家药品监督管理部门发布了《关于停止生产销售使用含呋喃唑酮复方制剂的公告》,认为含呋喃唑酮复方制剂存在严重不良反应,在我国使用风险大于获益,决定自即日起停止含呋喃唑酮复方制剂在我国的生产、销售和使用,撤销药品批准证明文件,召回已上市销售的含呋喃唑酮复方制剂。

108. 负责含呋喃唑酮复方制剂召回的是

A. 药品生产企业

B. 药品经营企业

C. 国家药品监督管理部门

D. 医疗机构

109. 负责含呋喃唑酮复方制剂召回的监督管理工作的是

A. 国家药品监督管理部门

B. 省级药品监督管理部门

C. 国家卫生健康委

D. 省级卫生主管部门

110. 接到该公告后,药品经营企业做法正确的是

A. 甲药品批发企业立即停止销售该药品,并收回所销售的含呋喃唑酮复方制剂

B. 乙药品批发企业继续销售库存的含呋喃唑酮复方制剂

C. 丙药品零售企业立即停止销售,并销毁剩余的含呋喃唑酮复方制剂

D. 丁药品零售企业在向消费者说明情况后,在消费者强烈要求下,销售给消费者两盒含呋喃唑酮复方制剂

四、多项选择题

答题说明

共10题,每题1分。每题的备选项中,有2个或2个以上符合题意,错选、少选均不得分。

111. 定点生产企业只能将第二类精神药品原料药销售给

A. 全国性批发企业

B. 区域性批发企业

C. 专门从事第二类精神药品批发业务的企业

D. 第二类精神药品制剂生产企业

112. 某零售药店的下列行为,符合《药品经营质量管理规范》的有

A. 购销记录的药品名称填写为药品商品名

B. 药师拒绝调配含有配伍禁忌的民间处方

C. 红霉素软膏与维生素C摆放在同一柜台

D. 聘请药学专业本科毕业生为质量管理人员

113. 药品的时限性包括

A. 药品生产、经营企业应当始终保持适当数量的药品生产和储备

B. 药品一旦超过有效期,就应报废销毁

C. 有效期很短且用量少的药品也要保证生产供应和适当储备

D. 药品只有符合法定质量标准,才能保证疗效

114. 药品收货和验收工作中,应该拒收到货药品的情况包括

A. 某药品到货时,收货人员根据该到货药品特性对运输工具和运输状况进行检查,不符合药品GSP要求的

B. 查验某药品的随货同行单(票)、药品采购记录及药品实物时,发现无随货同行单

(票)或无采购记录的

C. 收货时,发现随货同行单(票)记载的内容,与采购记录、药品实物及本企业实际情况不符的

D. 收货人员拆除某药品的运输防护包装,发现药品外包装破损、污染、标识不清等情况

115. 药品安全法律责任中提到的"从无证企业购入药品"又称之为"非法渠道采购药品"。下列采购行为合法的有

A. 个体诊所从具有药品生产资质的企业购进药品

B. 医疗机构从具有药品生产资质的企业购进药品

C. 药品生产企业从另一家具有药品生产资质的企业购进原料药

D. 县医院从农村集贸市场购进没有实施批准文号管理的中药饮片

116. 药品上市许可持有人应当以补充申请方式申报,批准后实施的有

A. 药品生产过程中的重大变更

B. 药品说明书中涉及有效性内容的变更

C. 持有人转让药品上市许可

D. 药品说明书中增加安全性风险的变更

117. 下列某药品零售连锁企业的经营行为,违法的是

A. 甲门店从某药品批发企业采购两者经营范围内的药品

B. 乙门店因患者寻找双黄连口服溶液而本店没存货,直接向丙门店调剂了2盒双黄连口服溶液

C. 总部将阿莫西林胶囊销售给某基层医疗卫生机构

D. 配送中心将红霉素软膏销售给患者

118. 下列药品零售企业销售行为,不合法的是

A. 甲药店内某甲类非处方药货架旁边挂有促销语"买5盒赠1盒"

B. 乙药店内某处方药货架旁边挂有促销语"买5盒可5元买10只口罩"

C. 丙网上药店自建网站显著位置提醒顾客"满100元减20元"

D. 丁药店某乙类非处方药货架旁边挂有促销语"买3盒可享受执业药师远程药学服务"

119. 根据《疫苗管理法》及《疫苗储存和运输管理规范(2017年版)》,关于非免疫规划疫苗管理的说法,正确的有

A. 非免疫规划疫苗由各省、自治区、直辖市通过省级公共资源交易平台组织采购

B. 县级疾病预防控制机构向接种单位供应非免疫规划疫苗可以收取疫苗费用及储存、运输费用

C. 疾病预防控制机构收货时应当对疫苗运输工具、疫苗冷藏方式、疫苗名称、生产企业、规格、批号、有效期、数量、用途、启运和到达时间、启运和到达时的疫苗储存温度和环境温度等内容进行核实并做好记录

D. 药品批发企业经批准后可以经营非免疫规划疫苗,批发企业必须建立真实、完整的购进、储存、分发、供应记录,做到账、物、货、款一致

120. 关于药学部门人员要求的说法,正确的有

A. 医疗机构药学专业技术人员不得少于本机构卫生专业技术人员的8%

B. 三级综合医院中具有副高级以上药学职称的药学专业技术人员不应低于13%

C. 二级以上医院药学部门负责人应具有高等学校药学专业或临床药学专业本科以上学历或本专业高级技术职称

D. 诊所药学部门负责人应具有高等学校药学专业专科以上或中等学校药学专业学历或药师以上职称

执业药师资格考试

药事管理与法规
押题秘卷（六）

考生姓名：＿＿＿＿＿＿＿＿＿

准考证号：＿＿＿＿＿＿＿＿＿

工作单位：＿＿＿＿＿＿＿＿＿

一、最佳选择题

1. 在公立医疗机构药品采购中,国家对临床必需、用量小、市场供应短缺的基本药物实施定点生产试点工作。关于定点生产品种管理的说法,错误的是
   - A. 非政府办医疗卫生机构应按照统一价格采购使用定点生产品种
   - B. 定点生产企业按照所划分的区域,直接在省级集中采购平台上挂网销售相应品种
   - C. 政府办基层医疗卫生机构应当委托省级药品采购机构按照统一价格,从定点生产企业集中采购、集中支付货款
   - D. 公立医院应优先按照统一价格,从定点生产企业采购相应品种

2. 国家药品监督管理局建立化学原料药、辅料及直接接触药品的包装材料和容器关联审评审批制度。这种制度是
   - A. 在审批药品制剂时,对化学原料药一并审评审批,对相关辅料、直接接触药品的包装材料和容器一并审评
   - B. 在审批药品制剂时,对化学原料药、相关辅料、直接接触药品的包装材料和容器一并审评审批
   - C. 在审批药品制剂时,对化学原料药、相关辅料、直接接触药品的包装材料和容器一并审评
   - D. 在审批药品制剂时,对相关辅料、直接接触药品的包装材料和容器一并审评审批,对化学原料药一并审评

3. 关于药品医疗器械飞行检查结果处理措施的说法,错误的是
   - A. 国家药品监督管理局组织实施的飞行检查发现违法行为需要立案查处的,国家药品监督管理局可以直接组织查处,也可以指定被检查单位所在地药品监督管理部门查处
   - B. 地方各级药品监督管理部门组织实施的飞行检查发现违法行为需要立案查处的,必须直接查处
   - C. 由下级药品监督管理部门查处的,组织实施

飞行检查的药品监督管理部门应当跟踪督导查处情况
   - D. 飞行检查发现的违法行为涉嫌犯罪的,由负责立案查处的药品监督管理部门移送公安机关,并抄送同级检察机关

4. 关于药品安全风险和药品安全风险管理措施的说法,错误的是
   - A. 药品内在属性决定药品具有不可避免的药品安全风险
   - B. 不合理用药、用药差错是导致药品安全风险的关键因素
   - C. 药品生产企业应当负起药品整个生命周期的安全性监测和风险管理工作
   - D. 实施药品安全风险管理的有效措施是要从药品注册环节消除所有药品风险因素

5. 根据《关于对医疗机构应用传统工艺配制中药制剂实施备案管理的公告》(2018年第19号),下列需要备案管理的传统中药制剂是
   - A. 与市场上已有供应品种相同处方的不同剂型品种
   - B. 中药配方颗粒
   - C. 变态反应原以外的生物制品
   - D. 由中药饮片用传统方法提取制成的酒剂

6. 关于非处方药注册和转换制度的说法,错误的是
   - A. 处方药和非处方药实行分类注册和转换管理
   - B. 药品审评中心根据非处方药的特点,制定非处方药上市注册相关技术指导原则和程序,并向社会公布
   - C. 药品评价中心制定处方药和非处方药上市后转换相关技术要求和程序,并向社会公布
   - D. 药品注册过程中不得直接提出非处方药上市许可申请,上市一定时间后才可以提出处方药转换为非处方药的申请

7. 某些药品虽然已经取得药品生产批准证明文件,并经药品生产企业检验合格,但是,如果在销售前没有经过药品检验机构对其药品实施检验,仍然会认定该销售行为是违法行为。下列属于此

类药品的是

A. 首次在中国销售的药品

B.《国家基本药物目录》药品

C.《非处方药目录》药品

D.《医疗保险药品目录》药品

8. 关于法的效力冲突及其解决原则的说法,错误的是

A. 下位法违反上位法规定的,由有关机关依照该法规定的权限予以改变或者撤销

B. 同一机关制定的法律、行政法规、地方性法规、自治条例和单行条例、规章,特别规定与一般规定不一致的,适用特别规定

C. 同一机关制定的法律、行政法规、地方性法规、自治条例和单行条例、规章,新的规定与旧的规定不一致的,适用新的规定

D. 自治条例和单行条例、经济特区法规不得出现法律、行政法规、地方性法规的变通规定

9. 根据《关于发布古代经典名方中药复方制剂简化注册审批管理规定的公告》(2018 年第 27 号),符合条件要求的经典名方制剂申请上市,下列说法错误的是

A. 提供药学研究资料

B. 提供非临床安全性研究资料

C. 免报药效学研究及临床试验资料

D. 由省级药品监督管理部门备案后上市

10. 根据《关于发布古代经典名方中药复方制剂简化注册审批管理规定的公告》(2018 年第 27 号),经典名方制剂的药品说明书中需说明的事项不包括

A. 处方及功能主治的具体来源

B. 注明处方药味日用剂量

C. 明确本品仅作为处方药供中医临床使用

D. 处方的注意事项

11.《医疗用毒性药品管理办法》规定,医疗单位调配毒性药品,每次处方剂量不得超过

A. 二日剂量

B. 三日剂量

C. 二日极量

D. 三日极量

12. 根据《疫苗储存和运输管理规范(2017 年版)》(国卫疾控发〔2017〕60 号),关于疫苗全程冷链储运管理制度的说法,错误的是

A. 疾病预防控制机构、接种单位、疫苗生产企业、疫苗配送企业、疫苗仓储企业应当装备保障疫苗质量的储存、运输冷链设施设备

B. 疾病预防控制机构、接种单位、疫苗生产企业、疫苗配送企业、疫苗仓储企业应当建立健全冷链设备档案,并对疫苗储存、运输设施设备运行状况进行记录

C. 接种单位应当配备普通冰箱、冷藏箱(包)、冰排和温度监测器材或设备等

D. 疾病预防控制机构、接种单位、疫苗生产企业、疫苗配送企业、疫苗仓储企业应当建立自动温度监测系统

13. 根据《关于发布古代经典名方中药复方制剂简化注册审批管理规定的公告》(2018 年第 27 号),古代经典名方中药复方制剂的适用患者包括

A. 传染病人群

B. 孕妇人群

C. 婴幼儿人群

D. 老年人群

14. 谭某,女,39 岁,从微信中得知使用生长因子素(属肽类激素)可以美容,就接连去了多家零售药店购买,但是一无所获。各家药店对此事有不同的解释,正确的是

A. 零售药店断货,要等几天进货后再告知

B. 零售药店不能销售该药品,即使有执业医师处方也不能调配

C. 销售时必须有执业医师指导使用,现执业药师正好不在岗,无法销售

D. 需要凭执业医师处方才能调配,由于没有医师处方,故不可以调配

15. 根据《关于做好处方药与非处方药分类管理实施工作的通知》(国食药监安〔2005〕409 号)的规定,对于部分滥用或超剂量使用会带来较大安全性风险的药品,药品零售企业必须做到严格凭处方销售。这类药品不包括

A. 中药配方颗粒

B. 抗病毒药

C. 未列入非处方药目录的抗菌药和激素

D. 注射剂、医疗毒性药品、二类精神药品、其他按兴奋剂管理的药品

16. 根据《医疗机构制剂注册管理办法(试行)》,医

疗机构制剂批准文号的有效期为

A. 1 年

B. 2 年

C. 3 年

D. 4 年

17. 根据《关于完善基本医疗保险定点医药机构协议管理的指导意见》及相关规定,关于定点医药机构协议管理的表述,错误的是

A. 社会保险行政部门实施的两定资格审查取消

B. 完善社会保险行政部门与医药机构的协议管理

C. 审查程序由两步审查改变为一步签订服务协议

D. 定点医药机构取消前置审批

18. 下列药品可以委托生产的是

A. 血液制品

B. 疫苗

C. 药品类易制毒化学品

D. 医疗用毒性药品

19. 2019 年 6 月 29 日,第十三届全国人民代表大会常务委员会第十一次会议通过《中华人民共和国疫苗管理法》。该法第二十二条的相关条款规定“疫苗上市许可持有人应当具备疫苗生产能力;超出疫苗生产能力确需委托生产的,应当经国务院药品监督管理部门批准”。这一法律适用体现

A. 不溯及既往原则

B. 全面审查原则

C. 法律条文到达时间的原则

D. 行政许可法定原则

20. 关于化学药品目录集的说法,错误的是

A. 国家药品监督管理局建立化学药品目录集

B. 化学药品目录集收录新批准上市通过仿制药质量和疗效一致性评价的化学药品

C. 化学药品目录载明药品名称、活性成分、剂型、规格、是否为参比制剂、持有人等相关信息,并向社会公开

D. 化学药品目录集收载程序和要求,由药品评价中心制定,并向社会公布

21. 关于医疗机构药品库存管理的说法,错误的是

A. 易燃、易爆、强腐蚀性等危险性药品应在仓库单独储存

B. 需要在急诊室、病区护士站等场所存放药品的,应配备符合药品存放条件的专柜

C. 按药品属性和类别分库、分区、分垛存放,并实行色标管理

D. 过期、变质、被污染等药品应放在不合格库（区）

22. 医疗机构要变更《医疗机构制剂许可证》许可事项,原审核、批准机关自收到申请之日起作出决定的期限为

A. 5 个工作日

B. 10 个工作日

C. 15 个工作日

D. 30 个工作日

23. 关于直接提出非处方药上市许可申请程序的说法,错误的是

A. 药品审评中心根据药品注册申报资料、核查结果、检验结果等,对药品的安全性、有效性和质量可控性等进行综合审评

B. 转药品评价中心进行非处方药适宜性审查

C. 综合审评结论通过的,批准药品上市,发给药品注册证书

D. 药品批准上市后,持有人应当按照国家药品监督管理局核准的生产工艺和质量标准生产药品,并按照《药物临床试验质量管理规范》要求进行细化和实施

24. 2020 年,新型冠状病毒性肺炎在全球暴发,中国政府高度关注新型冠状病毒性肺炎疫苗的研制。根据《疫苗管理法》,我国在疫苗上市许可方面的法律规定不包括

A. 国家根据疾病流行情况、人群免疫状况等因素,制定相关研制规划,安排必要资金,支持多联多价等新型疫苗的研制

B. 国家组织疫苗上市许可持有人、科研单位、医疗卫生机构联合攻关,研制疾病预防、控制急需的疫苗

C. 国家鼓励疫苗上市许可持有人加大研制和创新资金投入,优化生产工艺,提升质量控制水平,推动疫苗技术进步

D. 应对重大突发公共卫生事件急需的疫苗或者国务院卫生健康主管部门认定急需的其

他疫苗,经评估获益大于风险的,国务院药品监督管理部门免临床试验批准疫苗注册申请

25. 关于行政许可的说法,错误的是

A. 行政许可所依据的法律、法规、规章修改或者废止,为了公共利益需要,行政机关可以依法变更或撤回已经生效的行政许可

B. 以欺骗、贿赂等不正当手段取得的行政许可,如果利害关系人未提出请求,不予撤销

C. 行政许可申请资料不全需要补全,行政机关应在法定期限内一次性告知申请人

D. 申请事项不需要取得行政许可的,行政机关负有告知的义务

26. 药物临床试验期间(不存在突发公共卫生事件的威胁),用于防治严重危及生命或者严重影响生存质量的疾病,且尚无有效防治手段或者与现有治疗手段相比有足够证据表明具有明显临床优势的创新药或者改良型新药等,不可以申请

A. 突破性治疗药物程序

B. 附条件批准程序

C. 优先审评审批程序

D. 特别审批程序

27. 关于药品零售企业销售处方药的要求的说法,错误的是

A. 药品零售企业销售处方药应当按照国家处方药与非处方药分类管理有关规定,凭处方销售处方药,处方保留不少于 5 年

B. 处方应当经执业药师审核,调配处方应当经过核对,对处方所列药品不得擅自更改或代用

C. 对有配伍禁忌或超剂量的处方,应当拒绝调配;必要时,经执业药师更正或确认重新签字后,方可调配销售

D. 调配处方后,药学服务人员应当对照处方,核对药品名称、规格、剂型、数量、标签,以及个人消费者姓名、性别、年龄等信息,正确无误后方可销售

28. 关于特殊医学用途配方食品和婴幼儿配方食品管理的说法,正确的是

A. 不得以分装方式生产婴幼儿配方乳粉,同一企业不得用同一配方生产不同品牌的婴幼儿配方乳粉

B. 特殊医学用途配方食品按照药品管理,核发药品批准文字

C. 婴幼儿配方食品应当实施全过程质量控制,对婴幼儿配方食品实施重点抽验上市销售制度

D. 与保健食品管理要求不同,特殊医学用途配方食品不得发布广告

29. 根据《医疗用毒性药品管理办法》,关于医疗机构使用医疗用毒性药品的说法,错误的是

A. 医疗机构供应和调配毒性药品,凭医师签名的正式处方

B. 每次处方剂量不得超过二日极量

C. 对处方未注明"生用"的毒性药品,应当付炮制品

D. 药师发现处方有疑问,应当拒绝调配,并报告公安部门

30. 以下行为不属于生产、销售假药的是

A. 医师明知是假药而给患者开具处方的

B. 出售变质的药品的

C. 擅自委托或者接受委托生产药品的

D. 合成、精制、提取、储存、加工炮制药品原料的行为

31. 明知他人生产、销售假药、劣药,而提供生产、经营场所、设备或者运输、储存、保管、邮寄、网络销售渠道等便利条件的,以

A. 以生产、销售假药、劣药的共同犯罪论处

B. 以生产、销售假药、劣药的从犯论处

C. 以无证经营罪论处

D. 以生产、销售伪劣产品罪论处

32. 关于上市药品信息公开范围的说法,错误的是

A. 药品监督抽检结果中的有关被抽检单位、抽检产品名称、标示的生产单位、标示的产品生产日期或者批号及规格、检验依据、检验结果、检验单位等信息,以质量公告的形式发布

B. 药品监督管理部门责令药品生产经营者召回相关药品的,应当在决定作出后 24 小时内,在省级以上药品监督管理部门政府网站公开产品召回的相关信息

C. 药品监督管理部门统计调查取得的统计信息(包括药品不良反应报告和药物警戒的

数据），依据法律法规及时公开，供社会公众查询

D. 涉及公民依法受到保护的隐私信息在限定范围内公开

33. 甲疫苗配送企业接受乙药品上市许可持有人委托将非国家免疫规划疫苗配送到县级疾病预防控制机构，运输时间共 3 小时。根据《疫苗储存和运输管理规范（2017 年版）》（国卫疾控发〔2017〕60 号），疫苗配送企业应对疫苗运输过程进行温度监测，填写"疫苗运输温度记录表"，必须记录的内容不包括

A. 疫苗冷藏方式

B. 启运和到达时间

C. 启运和到达时的疫苗储存温度和环境温度

D. 途中温度

34. 根据新修订的《药品管理法》和《药品注册管理办法》，关于国产药品和进口药品注册管理的说法，正确的是

A. 我国对申请进口的药品实施与国产药品有所区别的注册管理模式

B. 我国将药品分为境内生产药品和境外生产药品两类

C. 对于批准进口我国的药品发给不同于药品批准文号的《进口药品注册证》

D. 对于中国香港、澳门和台湾地区企业生产的药品参照进口药品注册申请的程序办理并发给《医药产品注册证》，而不核发药品批准文号

35. 关于特殊医学用途配方食品和婴幼儿配方食品管理的说法，错误的是

A. 婴幼儿配方食品的产品配方应向国家市场监督管理部门备案

B. 特殊医学用途配方食品参照药品管理，须经国家市场监督管理总局注册

C. 特殊医学用途配方食品广告参照药品广告有关管理规定

D. 婴幼儿配方食品生产应实施全过程质量控制，实施逐批检验

36. 根据新修订的《药品管理法》，关于进口药品注册管理的说法，错误的是

A. 药品应当从允许药品进口的口岸进口，并由

进口药品的企业向口岸所在地药品监督管理部门备案

B. 海关凭药品监督管理部门出具的进口药品通关单办理通关手续

C. 无进口药品通关单的进口药品，海关不得放行

D. 口岸所在地药品监督管理部门应当通知口岸药品检验所进行口岸检验

37. 《中华人民共和国药品管理法》第一百一十四条规定"本法第一百一十五条至第一百三十八条规定的行政处罚，由县级以上人民政府药品监督管理部门按照职责分工决定；撤销许可、吊销许可证件的，由原批准、发证的部门决定"。这体现了

A. 行政处罚除法律、行政法规另有规定外，由违法行为发生地的县级以上地方人民政府具有行政处罚权的行政机关管辖

B. 两个以上依法享有行政处罚权的行政机关如对同一行政违法案件都有管辖权，行政机关对该案件的管辖发生争议，双方协商不成的，应报请共同的上一级行政机关指定管辖

C. 违法行为构成犯罪的，有管辖权的行政机关必须将案件移送司法机关

D. 违法行为在两年内未被发现的，除法律另有规定外，不再给予行政处罚

38. 根据《处方管理办法》，关于处方书写规则的说法，错误的是

A. 书写药品名称、剂量、规格、用法、用量要准确规范

B. 药品用法可用规范的中文、英文、拉丁文或者缩写体书写

C. 医疗机构或医师、药师不得自行编制药品缩写名称或者使用代号

D. 药品名称应当使用规范的中文、英文或拉丁文名称书写

39. 某县药品经营企业对本县药品监督管理部门作出的行政处罚决定不服，欲申请行政复议。受理该行政复议申请的机关可以是

A. 所在地省级人民政府

B. 所在地市级药品监督管理部门

C. 所在地市级人民政府

D. 本县人民法院

40.医疗机构抗菌药物供应目录碳青霉烯类抗菌药物注射剂型严格控制在

    A.2 个品规内

B.3 个品规内

C.4 个品规内

D.5 个品规内

二、配伍选择题

答题说明

共50题，每题1分。题目分为若干组，每组题目对应同一组备选项，备选项可重复选用，也可不选用。每题只有1个备选项最符合题意。

[41～43]

A.市场监督管理部门

B.医疗保障部门

C.发展和改革宏观调控部门

D.工业和信息化管理部门

41.负责拟订高技术产业中涉及生物医药、新材料等的规划、政策和标准并组织实施的部门是

42.负责指导药品、医用耗材招标采购平台建设的部门是

43.负责药品生产、经营企业的登记注册和营业执照核发管理的部门是

[44～46]

A.安全保障权

B.真情知悉权

C.受尊重权

D.公平交易权

44.根据《消费者权益保护法》，经营者的义务是消费者权利的重要保障，经营者提供信息的义务、为消费者提供相关服务信息的义务、真实标记的义务、出具凭证的义务，保护的消费者权益是

45.根据《消费者权益保护法》，经营者的义务是消费者权利的重要保障，经营者不得侵犯消费者人身自由的权利的义务和依法收集、使用消费者个人信息的义务，保护的消费者权益是

46.根据《消费者权益保护法》，经营者的义务是消费者权利的重要保障，经营者保证质量的义务、不得单方作出对消费者不利规定的义务，保护的消费者权益是

[47～48]

A.发展和改革宏观调控部门

B.工业和信息化管理部门

C.医疗保障部门

D.卫生健康部门

47.组织拟订并协调落实应对人口老龄化政策措施的部门是

48.负责组织监测和评估人口变动情况及趋势影响的部门是

[49～51]

A.胰岛素处方

B.含有"米非司酮"成分的所有药品制剂处方

C.疑似假冒或不合法处方

D.有配伍禁忌或超剂量的处方

49.药店应当拒绝调配；必要时，经处方医师更正或确认重新签字后，方可调配销售的是

50.药店除拒绝调配外，还应当向所在地药品监督管理部门报告的是

51.药店必须做到严格凭处方销售的是

[52～53]

A.本省内定点批发企业

B.定点批发企业或其他医疗机构

C.就近其他省医疗机构

D.本省内其他医疗机构

52.一般情况下，区域性批发企业在确保责任区内医疗机构用药基础上，还可以销售的渠道是

53.区域性批发企业由于特殊地理位置原因经所在地省级药品监督管理部门批准的销售渠道是

[54～55]

A.招标定价

B.最高出厂价格和最高零售价格

C. 谈判定价

D. 市场自主定价

54. 麻醉药品和第一类精神药品仍暂时实行

55. 对部分专利药品、独家生产药品实行

[56~57]

A. 国家药品监督管理部门

B. 省级药品监督管理部门

C. 设区的市级药品监督管理部门

D. 县级药品监督管理部门

56. 根据《麻醉药品和精神药品管理条例》,未对医疗机构履行送货义务的区域性批发企业,给予行政处罚的部门是

57. 根据《麻醉药品和精神药品管理条例》,违反规定储存、销售或者销毁第二类精神药品,情节严重的,取消其第二类精神药品零售资格的部门是

[58~59]

A. 麦角胺

B. 地芬诺酯

C. 氯胺酮

D. 麦角胺咖啡因片

58. 列入现行麻醉药品品种目录的是

59. 列入现行第二类精神药品品种目录的是

[60~61]

A. 开展必要的风险沟通

B. 制定并实施风险控制计划,采取限制药品使用,主动开展上市后研究,暂停药品生产、销售、使用或者召回等风险控制措施

C. 主动申请注销药品批准证明文件

D. 必须立即采取暂停生产、销售、使用或者召回等措施,并积极开展风险排查

药品上市许可持有人应当根据分析评价结果,判断风险程度,制定积极有效的风险控制措施。发现说明书未载明的不良反应,应当及时进行分析评价。

60. 对需要提示患者和医务人员的安全性信息及时修改说明书和标签,应当

61. 对存在严重安全风险的品种,应当

[62~63]

A. 由中药饮片经水提取制成的颗粒剂

B. 中药注射剂

C. 医疗机构临床需要而市场没有供应的化学药品制剂

D. 放射性药品

62. 根据《医疗机构制剂注册管理办法(试行)》和《关于对医疗机构应用传统工艺配制中药制剂实施备案管理的公告》(2018年第19号),文号格式为"×药制备字Z+4位年号+4位顺序号+3位变更顺序号"的是

63. 根据《医疗机构制剂注册管理办法(试行)》和《关于对医疗机构应用传统工艺配制中药制剂实施备案管理的公告》(2018年第19号),文号格式为"×药制字H+4位年号+4位顺序号"的是

[64~66]

A. 药品监督管理部门

B. 工业和信息化管理部门

C. 医疗保障部门

D. 商务部门

64. 负责发放药品类易制毒化学品进口许可的部门是

65. 负责发放药品类易制毒化学品生产许可的部门是

66. 负责药品注册管理和上市后风险管理的部门是

[67~68]

A. 乙类非处方药

B. 甲类非处方药

C. 处方药

D. "双跨"药品

67. 根据其适应证、剂量和疗程的不同,既可以作为处方药,又可以作为非处方药,这种具有双重身份的药品称之为

68. 部分适应证适合自我判断和自我药疗,于是在"限适应证、限剂量、限疗程"的规定下,将此部分适应证作为非处方药管理,而患者难以判断的适应证部分仍作为处方药管理的是

[69~71]

A. 药品生产企业

B. 省级药品不良反应监测机构

C. 国家药品不良反应监测机构

D. 国家药品监督管理部门

69. 根据《药品不良反应报告与监测管理办法》,对收集到的药品不良反应报告和监测资料进行定期汇总分析,汇总国内外安全性信息,进行风险和效益评估,撰写定期安全性更新报告的是

70. 根据《药品不良反应报告与监测管理办法》,对收到的定期安全性更新报告进行汇总、分析和评价,于每年 4 月 1 日前将上一年度定期安全性更新报告统计情况和分析评价结果上报的是

71. 根据《药品不良反应报告与监测管理办法》,对收到的定期安全性更新报告进行汇总、分析和评价,于每年 7 月 1 日前将上一年度国产药品和进口药品的定期安全性更新报告统计情况和分析评价结果报国家药品监督管理部门和卫生行政部门的是

[72 ~ 74]

A. 1 年

B. 2 年

C. 3 年

D. 4 年

72. 药品批发企业的合成类固醇验收记录应当保存至超过其有效期的时限为

73. 药品批发企业的促红细胞生成素销售记录应当保存至超过其有效期的时限为

74. 药品批发企业蛋白同化制剂处方的保存时间为

[75 ~ 76]

A. 一级召回

B. 二级召回

C. 三级召回

D. 四级召回

75. 药品生产企业作出药品召回决定后,应在 72 小时内通知有关药品经营企业、使用单位停止销售和使用的是

76. 药品生产企业在实施召回过程中,应每 3 日向所在地省级药品监督管理部门报告药品召回进展情况的是

[77 ~ 79]

A. 雄黄

B. 注射用 A 型肉毒毒素

C. 阿托品

D. 亚砷酸钾

77. 需要全国集中统一定点生产的毒性中药品种为

78. 不可以零售的医疗用毒性药品品种为

79. 盐类化合物属于毒药品种的是

[80 ~ 82]

A. 2 年

B. 3 年

C. 4 年

D. 5 年

80. 张某,大专以上药学学历,参加执业药师全部科目考试,其获得《执业药师职业资格证书》的最长考试周期为

81. 王某于 2019 年 8 月 3 日在某连锁药店注册为执业药师(西药类),2020 年 8 月 2 日被总部派到另一家门店,注册有效期还有

82. 李某以欺骗、贿赂等不正当手段取得《执业药师注册证》,由发证部门撤销《执业药师注册证》,不予执业药师注册的年限为

[83 ~ 85]

A. 2 个月

B. 4 个月

C. 6 个月

D. 8 个月

83. 中药一级保护品种因特殊情况需要延长保护期的,申请期限是该品种保护期满前

84. 中药二级保护品种需要延长保护期的,申请期限是该品种保护期满前

85. 对已批准保护的中药品种,批准前由多家企业生产的,未申请《中药保护品种证书》的企业向国家药品监督管理部门申报的期限为自中药保护品种公告发布之日起

[86 ~ 87]

A. 市场监督管理部门

B. 公安机关

C.商务部

D.工业和信息化管理部门

86.负责组织指导药品、医疗器械和化妆品犯罪案件侦查工作的部门是

87.药品监督管理部门发现违法行为涉嫌犯罪的,按照有关规定及时移送的部门是

B.二级

C.三级

D.四级

88.国家重点保护中药保护品种的等级划分是

89.国家重点保护野生药材物种的等级划分是

90.根据医疗器械缺陷的严重程度,医疗器械召回的等级划分是

[88~90]

A.一级

三、综合分析选择题

答题说明

共20题,每题1分。题目分为若干组,每组题目基于同一个临床情景、病例、实例或者案例的背景信息逐题展开。每题的备选项中,只有1个最符合题意。

[91~92]

2019年5月5日,甲药品零售企业从乙药品批发企业(首营企业)首次购进中成药A,索取合法票据和相关凭证,建立采购记录。药品A的说明书标注"有效期30个月",在标签上标注"生产日期为2019年1月5日,有效期至2021年6月"。

91.甲药品零售企业对采购药品A的相关凭证和记录的管理,正确的是

A.保存期限应超过药品有效期1年,在2022年7月以后可以将供货单位的相关凭证和记录销毁

B.保存期限不得少于2年,且应超过药品有效期1年,在2022年7月以后可以将供货单位的相关凭证和记录销毁

C.保存期限不得少于5年,在2025年5月5日以后可以将供货单位的相关凭证和记录销毁

D.保存期限不得少于3年,在2022年5月5日以后可以将供货单位的相关凭证和记录销毁

92.甲药品零售企业首次购进药品A时,属于应当查验并索取的材料是

A.乙企业《药品经营质量管理规范》认证证书原件

B.乙企业销售人员签名的身份证复印件

C.加盖供货单位公章原印章的药品生产证明文件复印件

D.乙企业的药品养护记录

[93~96]

2015年12月1日,国家食品药品监督管理总局发布《关于百令胶囊等16种药品转换为非处方药的公告》,百令胶囊(每粒装5克)从处方药调整为乙类非处方药,按双跨品种管理。要求相关生产企业在2016年1月30日前进行补充申请,并通知相关医疗机构、药品批发企业、药品零售企业。给出的该非处方药说明书中列有以下内容:补肾虚,益精气;个别患者有咽部不适、恶心、呕吐、胃肠不适、皮疹、瘙痒等;忌不易消化食物;感冒发热病人不宜服用;如正在使用其他药品,使用本品前请咨询医师或药师。

93.百令胶囊从处方药调整为乙类非处方药的原则是

A.限功能主治、限剂型、限疗程

B.限功能主治、限剂量、限疗程

C.安全、有效、经济

D.应用安全、疗效确切、质量稳定和使用方便

94.关于百令胶囊按双跨品种管理的说法,错误的是

A.不能扩大该药品的治疗范围

B.不能改变该药品的用法

C.药品用量不能超出该药品的剂量范围

D.作为乙类非处方药的功能主治来自作为甲类处方药的功能主治

95.对百令胶囊提出从处方药转换为非处方药的补充申请的核准部门是

A. 国家药品监督管理部门

B. 药品生产企业所在地省级药品监督管理部门

C. 药品经营企业所在地省级药品监督管理部门

D. 医疗机构所在地省级药品监督管理部门

96. 关于百令胶囊管理措施的说法,错误的是

A. 该药品作为乙类非处方药时,可以由消费者自行购买、不需要医生及药师指导使用

B. 该药品作为乙类非处方药时,包装必须印有国家指定的绿色 OTC 专有标识

C. 百令胶囊的处方药和乙类非处方药包装颜色、商品名称应明显区别

D. 作为处方药的百令胶囊必须凭医师处方经药师审核后才能购买,并且不能在大众媒介发布广告

[97~98]

李某为某公立医院药品采购部门负责人,要为医院采购一批基本药物。

97. 李某采购的化学药和中成药应通过

A. 国家药品集中采购平台

B. 省级药品集中采购平台

C. 市级药品集中采购平台

D. 县级药品集中采购平台

98. 李某要采购一批专利药品,李某采购药物的价格为

A. 发改委发布的零售指导价

B. 发改委发布的最高指导价

C. 中标价格

D. 谈判价格

[99~100]

到药品零售企业购买处方药。药品零售企业工作人员对处方进行审核发现,处方所开药品已经售完,处方中有存在潜在配伍禁忌的药物。药品零售企业有同类药品,药品适应证与治疗目标相符,价格相对便宜。

99. 根据《处方管理办法》,关于该药品零售企业能否直接替换同类药品的说法,正确的是

A. 为顾客着想,可以在得到顾客同意的前提下调整处方内容并调配药品

B. 如该工作人员系执业药师,则可根据自己专业能力判断,属于可直接调配的情形

C. 在做好记录并开展处方点评的前提下可调配处方

D. 相应情形非经医师修改和签字不得调配

100. 根据《处方管理办法》,对背景材料中处方中有存在潜在配伍禁忌的药物的情况,执业药师正确的处理方式是

A. 根据经验判断后可直接调剂

B. 拒绝调配,请处方医师更正或重新签字后方可调配

C. 执业医师可更改处方后调配

D. 拒绝调配,上报药品监督管理部门

[101~102]

某省中医院(三级甲等)根据《中华人民共和国中医药法》,可以炮制中药饮片、配制医疗机构中药制剂。该中医院已经达到了《医院中药饮片管理规范》及医疗机构制剂管理规范的要求,并且其提供的中医、中药方面的服务已经进入了基本医疗保险目录。

101. 根据上述信息,该医院炮制中药饮片需要遵循的规定不包括

A. 应当向所在地设区的市级人民政府药品监督管理部门批准

B. 根据临床用药需要,医疗机构可以凭本医疗机构医师的处方对中药饮片进行再加工

C. 至少配备一名副主任中药师以上专业技术人员

D. 负责中药饮片临方炮制工作的,应当是具有三年以上炮制经验的中药学专业技术人员

102. 根据上述信息,该医院配制医疗机构中药制剂需要遵循的规定不包括

A. 委托配制中药制剂,应当向委托方所在地省级药品监督管理部门备案

B. 医疗机构应用现代工艺配制的中药制剂品种,应当经医疗机构所在地省级药品监督管理部门批准依法取得制剂批准文号

C. 仅应用传统工艺配制的中药制剂品种,向医疗机构所在地省级药品监督管理部门批准后即可配制

D. 药品监督管理部门应当加强对批准或备案的中药制剂品种配制、使用的监督检查

[103~105]

"999 感冒灵"为某公司注册商标。其组成成分为三叉苦、岗梅、金盏银盘、薄荷油、野菊花、马来酸氯苯那敏、咖啡因、对乙酰氨基酚。药品类型为非处方药。

103.999 感冒灵不属于

　　A. 中成药

　　B. 甲类非处方药

　　C. 乙类非处方药

　　D. 中西药复方制剂

104.999 感冒灵成分中属于第二类精神药品成分的是

　　A. 对乙酰氨基酚

　　B. 咖啡因

　　C. 马来酸氯苯那敏

　　D. 薄荷油

105.如果需要标注"严重肝肾功能不全者禁用",应该标注在说明书的

　　A.【不良反应】

　　B.【注意事项】

　　C.【禁忌】

　　D.【药物相互作用】

[106~107]

甲医疗器械批发企业经营的高频电刀采购自境内乙医疗器械生产企业。后医疗器械不良事件监测、评估结果表明使用该高频电刀可能或已经引起暂时的或可逆的健康危害,药品监督管理部门决定责令召回。

106.高频电刀医疗器械的召回主体是

　　A. 甲医疗器械批发企业

　　B. 乙医疗器械生产企业

　　C. 省级药品监督管理部门

　　D. 国家药品监督管理部门

107.高频电刀医疗器械召回分级及通知到有关医疗器械经营企业、使用单位或告知使用者的时限分别为

　　A. 一级召回,1 日内

　　B. 二级召回,3 日内

　　C. 三级召回,7 日内

　　D. 四级召回,15 日内

[108~110]

2017 年 3 月 1 日,某市药品监督管理部门在一次抽查整顿中,发现王某开设的零售药店不符合开办药品零售企业的条件,其《药品经营许可证》为王某通过提供虚假证明、文件资料,贿赂药品监督管理部门工作人员所取得。药品监督管理部门依法吊销了王某的《药品经营许可证》,并对其进行了罚款。

108.药品监督管理部门对王某罚款的范围为

　　A. 十万元以上二十万元以下

　　B. 十万元以上三十万元以下

　　C. 五十万元以上五百万元以下

　　D. 三万元以上五万元以下

109.除罚款外,药品监督管理部门不再受理王某申请的时限为

　　A.1 年

　　B.3 年

　　C.5 年

　　D.10 年

110.对于违法为王某发放《药品经营许可证》的直接负责的主管人员和其他直接责任人员,药品监督管理部门应依法给予

　　A. 刑事处罚

　　B. 行政处罚

　　C. 民事处罚

　　D. 行政处分

四、多项选择题

111.下列关于麻醉药品和精神药品购进渠道的管理,说法正确的有

　　A. 全国性批发企业,应当从定点生产企业购进麻醉药品和第一类精神药品

　　B. 区域性批发企业,可以从全国性批发企业购进麻醉药品和第一类精神药品

C. 区域性批发企业从定点生产企业购进麻醉药品和第一类精神药品制剂,须经所在地省级药品监督管理部门批准

D. 从事第二类精神药品批发业务的企业,可以从第二类精神药品定点生产企业、具有第二类精神药品经营资格的定点批发企业购进第二类精神药品

112. 下列非连锁药品零售企业销售药品行为中,符合药品管理法律法规的有

A. 在严格审核医师处方后,凭处方向购药患者销售了 1 瓶复方磷酸可待因糖浆

B. 在严格审核医师处方后,凭处方向购药患者销售了 2 盒布洛伪麻缓释胶囊

C. 在登记购药患者身份证信息后,向其销售了 2 盒复方盐酸伪麻黄碱缓释胶囊

D. 凭处方向购药患者销售了 1 盒米非司酮紧急避孕片

113. 根据《中华人民共和国药品管理法》,我国药品研制环节设计的创新制度主要包括

A. 拓展性临床试验制度

B. 优先审评制度

C. 附条件审批制度

D. 关联审评制度

114. 非处方药可以在大众媒介上进行广告宣传,但广告内容必须经过审查、批准,不能任意夸大或擅自篡改。非处方药广告这样管理的目的包括

A. 非处方药是方便个人消费者自我保健、治疗的药品,消费者应详细了解其治疗功效,所以应该允许其在大众媒介上进行广告宣传

B. 其内容要经过审批,目的是正确引导个人消费者科学、合理地进行自我药疗

C. 培养个人消费者对医药专业人员的信赖

D. 防止个人消费者在缺乏医药专业知识背景下,获取广告内容后可能产生消费误导

115. 药品注册证书期满后不予再注册的情形有

A. 有效期届满前未提出再注册申请的

B. 药品注册证书有效期内持有人不能履行持续考察药品质量、疗效和不良反应责任的

C. 未在规定时限内完成药品批准证明文件和药品监督管理部门要求的研究工作且无合

理理由的

D. 经上市后评价,属于疗效不确切、不良反应大或者因其他原因危害人体健康的

116. 药品生产许可证被注销的情形有

A. 主动申请注销药品生产许可证的

B. 药品生产许可证有效期届满未重新发证的

C. 营业执照依法被吊销或者注销的

D. 药品生产许可证依法被吊销或者撤销的

117. 非处方药的包装必须印有国家指定的非处方药专有标识,以便消费者识别和执法人员监督检查。这里的"包装"包括

A. 内包装

B. 外包装

C. 运输、贮藏包装

D. 原料药包装

118. 在个人药品进出境过程中,应尽量携带好正规医疗机构出具的医疗诊断书,以证明其确因身体需要携带,方便海关凭医生有效处方原件确定携带药品的合理数量。除医生专门注明理由外,个人进出境携带的处方用量符合规定的有

A. 普通药品处方一般不得超过 7 日用量

B. 麻醉药品与第一类精神药品注射剂处方为 1 次用量

C. 麻醉药品与第一类精神药品非注射剂处方一般不超过 3 日用量

D. 超过自用合理数量范围的药品应通过货物渠道进行报关处置

119. 根据《麻醉药品和精神药品管理条例》,关于麻醉药品监管的说法,正确的有

A. 国家药品监督管理局负责全国麻醉药品的监督管理工作

B. 麻醉药品药用原植物种植由国家药品监督管理局独自监督管理

C. 麻醉药品流入非法渠道的行为由国家药品监督管理局进行查处

D. 麻醉药品目录由国家药品监督管理局会同公安部、国家卫生健康委员会制定、调整和公布

120. 根据《药品不良反应报告和监测管理办法》,国家药品监督管理部门根据药品不良反应监测中心的分析评价结果,可以采取

A. 责令修改药品说明书

B. 暂停生产、销售和使用该药品

C. 对不良反应大的药品应当撤销药品批准证

明文件,并予以公布

D. 对已撤销批准证明文件的药品,退回药品生产企业销毁处理

药事管理与法规押题秘卷

答案与解析

押题秘卷(一)答案

1. B	2. A	3. C	4. A	5. A	6. A	7. B	8. A	9. A	10. D
11. D	12. D	13. C	14. D	15. D	16. D	17. A	18. C	19. A	20. A
21. A	22. A	23. A	24. A	25. A	26. C	27. B	28. B	29. B	30. D
31. C	32. C	33. A	34. C	35. C	36. A	37. A	38. C	39. A	40. B
41. D	42. C	43. D	44. A	45. B	46. D	47. C	48. A	49. C	50. D
51. A	52. D	53. A	54. D	55. C	56. D	57. B	58. B	59. B	60. D
61. C	62. A	63. D	64. A	65. B	66. C	67. A	68. C	69. A	70. D
71. B	72. C	73. A	74. D	75. C	76. A	77. B	78. C	79. B	80. C
81. A	82. A	83. A	84. B	85. D	86. A	87. C	88. B	89. B	90. B
91. B	92. A	93. C	94. A	95. C	96. A	97. D	98. B	99. B	100. B
101. D	102. B	103. D	104. C	105. B	106. A	107. B	108. C	109. B	110. C

111. ABCD	112. ABC	113. ABD	114. ABD	115. ABCD
116. ABCD	117. AB	118. ABC	119. ABCD	120. ABC

押题秘卷(一)解析

1. 解析:2017年7月,国家卫生和计划生育委员会办公厅、国家中医药管理局办公室发布《关于加强药事管理转变药学服务模式的通知》(国卫办医发〔2017〕26号),要求各地进一步加强药事管理,促进药学服务模式转变,推进药学服务从"以药品为中心"转变为"以病人为中心",从"以保障药品供应为中心"转变为"在保障药品供应的基础上,以重点加强药学专业技术服务、参与临床用药为中心"。促进药学工作更加贴近临床,努力提供优质、安全、人性化的药学专业技术服务。故本题选B。

2. 解析:新药上市前需完成Ⅲ期临床试验,Ⅲ期临床试验是治疗作用确证阶段。其目的是进一步验证药物对目标适应证患者的治疗作用和安全性,评价利益与风险关系,最终为药物注册申请的审查提供充分依据。故本题选A。

3. 解析:法具有普遍性,在国家权力管辖范围内普遍有效,是从法的属性上来讲的。就一个国家的具体法律的效力而言,则呈现出不同的情况,不可一概而论。有些法是在全国范围内生效的(如宪法、民法、刑法),有些则是在部分地区或者仅对特定主体生效(如地方性法规、军事法规)。而那些经国家认可的习惯法,其适用范围则可能更为有限。因此,不能将法的普遍性作片面理解。故本题选C。

5. 解析:原药材是指纯天然未经加工或者简单加工后的植物类、动物类、矿物类与微生物类药物,尚不完全具备药品使用属性,应不得直接临床使用或投料生产,实践中一般按农产品管理。故本题选A。

8. 解析:药品管理法律体系按照法律效力等级依次包括法律、行政法规、部门规章、规范性文件。故本题选A。

11. 解析:疫苗分为两类,免疫规划疫苗和非免疫规划疫苗。居住在中国境内的居民,依法享有接种免疫规划疫苗的权利,履行接种免疫规划疫苗的义务。非免疫规划疫苗是由居民自愿接种的其他疫苗。故本题选D。

12. 解析:政府免费向居民提供免疫规划疫苗,接种单位接种免疫规划疫苗不得收取任何费用。故本题选D。

13. 解析:道地药材加工时,应按传统方法进行加工。如有改动,应提供充分试验数据,不得影响药材质量。故本题选C。

16. 解析:医院药师的工作职责包括参与临床药物治疗,进行个体化药物治疗方案的设计与实施;负责药品采购供应、处方或者用药医嘱审核、药品调剂、静脉用药集中调配和医院制剂配制,指导病房(区)护士请领、使用与管理药品等。故本题选D。

18. 解析:药品经营许可证许可事项变更是指注册地址、主要负责人、质量负责人、经营范围、仓库地址(包括增减仓库)的变更(1个范围、2个人、2个地址)。登记事项变更是指企业名称、社会信用代码、法定代表人等事项的变更。故本题选C。

19. 解析:中药饮片必须按照国家药品标准炮制,国家药品标准没有规定的,必须按照省级药品监督管理部门制定的炮制规范炮制。故本题选A。

20. 解析:医疗机构因临床急需进口少量药品的,进口的药品应当在指定医疗机构内用于特定医疗目的。故本题选A。

22. 解析:药事管理与药物治疗学委员会委员由具有高级技术职务任职资格的药学、临床医学、护理和医院感染管理、医疗行政管理等人员组成。故本题选A。

24. 解析:违反相关规定,擅自进出口血液制品或者出口原料血浆的,由省级以上药品监督管理部门没收所进出口的血液制品或者所出口的原料血浆和违法所得,并处所进出口的血液制品或者所出口的原料血浆总值3倍以上5倍以下的罚款。故本题选A。

27. 解析:药品零售企业在超市等其他场所从事药品零售活动的,应当具有独立的经营区域。故本题选B。

28. 解析:医疗器械效用主要通过物理等方式获得,不是通过药理学、免疫学或者代谢的方式获得,或者虽然有这些方式参与但只起辅助作用。故本题选B。

30.解析:药品安全法律责任主体包括药品上市许可持有人、药品生产企业、药品经营企业、医疗机构、药物非临床安全性评价研究机构、药物临床试验机构。故本题选 D。

31.解析:药品生产企业、药品经营企业和医疗机构变更药品生产、经营许可事项,应当办理变更登记手续而未办理的,由原发证部门给予警告,责令限期补办变更登记手续;逾期不补办的,宣布其《药品生产许可证》《药品经营许可证》和《医疗机构制剂许可证》无效;逾期不补办仍从事药品经营活动的,依法予以取缔。故本题选 C。

36.解析:仿制药要求与原研药具有相同的活性成分、剂型、规格、适应证、给药途径和用法用量,不强调处方工艺与原研药品一致,但强调仿制药必须与原研药品质量和疗效一致。企业应采用体内生物等效性试验的方法进行质量一致性评价,允许企业采取体外溶出度试验方法进行评价。仿制药生物等效性试验由审批制改为备案制。申请人应按相关指导原则和国际通行技术要求与原研药进行全面质量对比研究,保证与原研药质量的一致性。故本题选 A。

[44~46]解析:正常运营的药品、医疗器械生产、经营企业和研制单位在一年内无违法违规行为属于守信等级。故 44 题选 A。因违法违规行为受到警告,被责令改正的属于警示等级。故 45 题选 B。连续被撤销两个以上药品、医疗器械广告批准文号的属于严重失信等级。故 46 题选 D。

[52~53]解析:唑仑类中只有三唑仑属于第一类精神药品,酒石酸麦角胺片属于药品类易制毒化学品。西泮类全是第二类精神药品。盐酸布桂嗪注射液属于麻醉药品单方制剂。故 52 题选 D,53 题选 A。

[54~55]解析:药事管理与药物治疗学委员会(组)负责制定本医疗机构药品处方集和基本用药供应目录。故 54 题选 D。医院药师的工作职责包括负责药品采购供应、处方或者用药医嘱审核、药品调剂、静脉用药集中调配和医院制剂配制,指导病房(区)护士请领、使用与管理药品。故 55 题选 C。

[60~61]解析:在境外发生的严重药品不良反应,药品上市许可持有人、药品生产企业应当填写《境外发生的药品不良反应事件报告表》,自获知之日起 30 日内报送国家药品不良反应监测中心。故 60 题选 D。被动重点监测是指省级以上药品监督管理部门根据药品临床使用和不良反应监测情况,可以要求药品上市许可持有人、药品生产企业对特定药品进行重点监测。进口药品(包括进口分包装药品)的定期安全性更新报告向国家药品不良反应监测中心提交。国产药品的定期安全性更新报告向药品上市许可持有人、药品生产企业所在地省级药品不良反应监测机构提交。故 61 题选 C。

[62~63]解析:对于横版标签,必须在上三分之一范围内显著位置标出。故 62 题选 A。对于竖版标签,必须在右三分之一范围内显著位置标出。故 63 题选 D。

[67~68]解析:企业负责人是药品质量的主要责任人,全面负责企业日常管理。故 67 题选 A。质量管理部门负责不合格药品的确认,对不合格药品的处理过程实施监督。故 68 题选 C。

[69~71]解析:药物临床试验,分为 I 期临床试验、II 期临床试验、III 期临床试验、IV 期临床试验及生物等效性试验。根据药物特点和研究目的,研究内容包括临床药理学研究、探索性临床试验、确证性临床试验和上市后研究。故 69 题选 A,70 题选 D,71 题选 B。

[72~74]解析:阿普唑仑是第二类精神药品,阿托品是医疗用毒性药品西药,哌醋甲酯是第一类精神药品,双氢可待因是麻醉药品。故 72 题选 C,73 题选 A,74 题选 D。

[77~79]解析:罂粟壳、哌替啶属于麻醉药品,含可待因复方口服溶液列入第二类精神药品管理。故 77 题选 B,78 题选 C,79 题选 B。

[80~82]解析:人体产生毒副反应的程度体现药品的安全性。故 80 题选 C。能满足治疗疾病的要求体现药品的有效性。故 81 题选 A。有目的地调节人的生理机能体现药品的有效性。故 82 题选 A。

[83~85]解析:《按照传统既是食品又是中药材物质目录》由国务院卫生行政部门会同国务院食品药品监督管理部门制定、公布。故 83 题选 A。非首次进口药材实行目录管理,具体目录由国家药品监督管理局制定并调整。故 84 题选 B。2018 年 4

月16日,国家中医药管理局会同国家药品监督管理局制定并发布了《古代经典名方目录(第一批)》。故85题选D。

91.解析:各省级医疗保障部门按规定将医保药品目录内药品纳入当地药品集中采购范围,并根据辖区内医疗机构和零售药店药品使用情况,及时更新完善信息系统药品数据库,建立完善全国统一的药品数据库,实现西药、中成药、中药饮片、医院制剂的编码统一管理。各统筹地区结合医保药品目录管理规定及相关部门制定的处方管理办法、临床技术操作规范、临床诊疗指南和药物临床应用指导原则等,完善智能监控系统,将定点医药机构执行使用医保药品目录的情况纳入定点服务协议管理和考核范围。故本题选B。

94.解析:抽查检验中对有证据证明可能危害人体健康的药品及其有关材料,药品监督管理部门可以查封、扣押,并在七日内作出行政处理决定;药品需要检验的,应当自检验报告书发出之日起十五日内作出行政处理决定。故本题选A。

95.解析:严重药品不良反应是指因使用药品引起以下损害情形之一的反应。①导致死亡。②危及生命。③致癌、致畸、致出生缺陷。④导致显著的或者永久的人体伤残或者器官功能的损伤。⑤导致住院或者住院时间延长。⑥导致其他重要医学事件,如不进行治疗可能出现上述所列情况的。故本题选C。

99.解析:企业分立、新设合并、改变经营方式、跨原管辖地迁移,按照新开办药品经营企业申领《药品经营许可证》。故本题选B。

101.解析:许可事项变更是指注册地址、主要负责人、质量负责人、经营范围、仓库地址(包括增减仓库)的变更。登记事项变更是指企业名称、社会信用代码、法定代表人等事项的变更。可见,两者均属于许可事项变更。故本题选D。

103.解析:对临床用量大、采购金额高、多家企业生产的基本药物和非专利药品,发挥省级集中批量采购优势,由省级药品采购机构采取双信封制公开招标采购,医院作为采购主体,按中标价格采购药品。故本题选D。

104.解析:医院应将药品收支纳入预算管理,严格按照合同约定的时间支付货款,从交货验收合格到付款不得超过30天。故本题选C。

105.解析:对违反合同约定,配送不及时影响临床用药或拒绝提供偏远地区配送服务的企业,省级药品采购机构应督促其限期整改,逾期不改正的,取消中标资格,记入药品采购不良记录并向社会公布,公立医院2年内不得采购其药品。故本题选B。

107.解析:杜仲属于二级保护药材,系指分布区域缩小,资源处于衰竭状态的重要野生药材物种。故本题选B。

112.解析:药品上市许可持有人、药品经营企业法定代表人和主要负责人对药品经营活动全面负责,并应当熟悉药品经营监管的法律法规。故本题选ABC。

117.解析:开办药品零售企业,申办人应向拟办企业所在地设区的市级药品监督管理机构或省、自治区、直辖市人民政府药品监督管理部门直接设置的县级药品监督管理机构提出申请。故本题选AB。

118.解析:药品网络交易第三方平台提供者除符合国家药品监督管理及网络交易管理的法律、法规、规章要求外,还应当具备下列条件:具备企业法人资格;有企业管理实际需要的应用软件、网络安全措施和相关数据库,能够满足业务开展要求;具有保证药品质量安全的制度;建立的药品网络交易服务平台具有网上查询、生成订单、网上支付、配送管理等交易服务功能;具有药品质量管理机构,配备两名以上执业药师承担药品质量管理工作;具有交易和咨询记录保存、投诉管理和争议解决制度、药品不良反应(事件)信息收集制度。故本题选ABC。

119.解析:目前国家免疫规划的疫苗包括麻疹疫苗、脊髓灰质炎疫苗、百白破联合疫苗、卡介苗、乙型肝炎疫苗(不包括成人预防用乙型肝炎疫苗),以及各省、自治区、直辖市人民政府增加的免费向公民提供的疫苗。故本题选ABCD。

120.解析:一般级别管辖为一般情况下,行政复议案件由被申请人的上一级行政机关管辖,包括选择管辖、政府管辖和垂直管辖。故本题选ABC。

押题秘卷(二)答案

1. B	2. D	3. D	4. B	5. A	6. C	7. B	8. D	9. B	10. C
11. B	12. D	13. D	14. D	15. D	16. D	17. B	18. A	19. A	20. A
21. D	22. A	23. D	24. C	25. D	26. B	27. C	28. B	29. D	30. A
31. D	32. B	33. D	34. D	35. D	36. B	37. A	38. B	39. C	40. A
41. D	42. C	43. A	44. A	45. B	46. C	47. B	48. A	49. C	50. D
51. B	52. B	53. A	54. A	55. C	56. C	57. A	58. D	59. A	60. D
61. A	62. D	63. D	64. A	65. D	66. C	67. A	68. C	69. C	70. A
71. B	72. A	73. B	74. A	75. C	76. B	77. B	78. A	79. C	80. D
81. A	82. C	83. B	84. B	85. D	86. A	87. D	88. C	89. D	90. D
91. A	92. A	93. A	94. A	95. B	96. B	97. A	98. D	99. D	100. D
101. B	102. B	103. C	104. A	105. B	106. B	107. D	108. D	109. C	110. B
111. ABCD		112. ACD		113. ABC		114. ABCD		115. ABCD	
116. ABCD		117. AB		118. ABC		119. ABCD		120. ABCD	

押题秘卷(二)解析

1. 解析:医院药师的工作职责包括:①负责药品采购供应、处方或者用药医嘱审核、药品调剂、静脉用药集中调配和医院制剂配制,指导病房(区)护士请领、使用与管理药品。②参与临床药物治疗,进行个体化药物治疗方案的设计与实施,开展药学查房,为患者提供药学专业技术服务。③参加查房、会诊、病例讨论和疑难、危重患者的医疗救治,协同医师做好药物使用遴选,对临床药物治疗提出意见或调整建议,与医师共同对药物治疗负责。④开展抗菌药物临床应用监测,实施处方点评与超常预警,促进药物合理使用。⑤开展药品质量监测,药品严重不良反应和药品损害的收集、整理、报告等工作。⑥掌握与临床用药相关的药物信息,提供用药信息与药学咨询服务,向公众宣传合理用药知识;结合临床药物治疗实践,进行药学临床应用研究。⑦开展药物利用评价和药物临床应用研究。⑧参与新药临床试验和新药上市后安全性与有效性监测等。故本题选B。

2. 解析:以下变更,持有人应当在变更实施前,报所在地省、自治区、直辖市药品监督管理部门备案:①药品生产过程中的中等变更。②药品包装标签内容的变更。③药品分包装。④国家药品监督管理局规定需要备案的其他变更。故本题选D。

5. 解析:仿制企业应当付给持有《中药保护品种证书》并转让该中药品种的处方组成、工艺制法的企业合理的使用费。故本题选A。

7. 解析:医保目录调入分为常规准入和谈判准入两种方式。在满足有效性、安全性等前提下,价格(费用)与药品目录内现有品种相当或较低的,可以通过常规方式纳入目录;价格较高或对医保基金影响较大的专利独家药品应当通过谈判方式准入。故本题选B。

9. 解析:国家对医疗器械按照风险程度实行分类管理。第一类风险程度最低,第三类风险程度最高。故本题选B。

10. 解析:《医疗器械经营许可证》有效期届满需要延续的,医疗器械经营企业应当在有效期届满6个月前,向原发证部门提出《医疗器械经营许可证》延续申请。故本题选C。

11. 解析:疫苗上市许可持有人应当具备疫苗生产能力;超出疫苗生产能力确需委托生产的,应当经国务院药品监督管理部门批准。可见,疫苗可以委托生产。故本题选B。

12. 解析:定点生产企业只能将麻醉药品和第一类精神药品制剂销售给全国性批发企业、区域性批发企业及经批准购用的其他单位。故本题选D。

13. 解析:因质量原因退货和召回的中药注射剂,应按照有关规定销毁,并有记录。故本题选D。

14. 解析:进口第一类医疗器械备案,境外备案人由其指定的我国境内企业法人向国务院药品监督管理部门提交备案资料和备案人所在国(地区)主管部门准许该医疗器械上市销售的证明文件。故本题选D。

16. 解析:药事管理与药物治疗学委员会(组)负责医疗机构药品市场准入,也就是决定医疗机构可以采购什么药品。药学部门在药事管理组织决定后,统一采购供应医疗机构临床用药。故本题选D。

20. 解析:原则上要求申请进口的药品,应当获得境外制药厂商所在生产国家或者地区的上市许可,未在生产国家或者地区获得上市许可,但经国家药品监督管理部门确认该药品安全、有效而且临床需要的,可以批准进口。故本题选A。

21. 解析:根据《抗菌药物临床应用管理办法》,基层医疗卫生机构只能选用基本药物(包括各省区市增补品种)中的抗菌药物品种。故本题选D。

22. 解析:三级医院设置药学部,并可根据实际情况设置二级科室;二级医院设置药剂科;其他医疗机构设置药房。故本题选A。

24. 解析:预防、控制传染病疫情或者应对突发事件急需的疫苗,经国务院药品监督管理部门批准,免予批签发。故本题选C。

25. 解析:不满十四周岁的人有违法行为的,不予行政处罚;违法行为在2年内未被发现的,除法律另有规定外,不再给予行政处罚;精神病人在不能辨认或者控制自己行为时有违法行为的,不予行政处罚;如违法行为轻微并及时纠正,没有造成危害后果的,不予行政处罚。故本题选D。

27.解析:企业质量负责人应当由高层管理人员担任,全面负责药品质量管理工作,独立履行职责,在企业内部对药品质量管理具有裁决权。故本题选C。

28.解析:医疗器械销售记录应当保存至医疗器械有效期后2年;无有效期的,保存时间不得少于5年;植入类医疗器械的销售信息应当永久保存。故本题选B。

29.解析:区域性批发企业在确保责任区内医疗机构供药的基础上,可以在本身行政区域内向其他医疗机构销售麻醉药品和第一类精神药品。故本题选D。

31.解析:根据最高人民检察院、公安部《关于公安机关管辖的刑事案件立案追诉标准的规定(一)》(公通字〔2008〕36号),生产销售假冒、伪劣产品行为的立案标准为:伪劣产品销售金额五万元以上的;伪劣产品尚未销售,货值金额十五万元以上的;伪劣产品销售金额不满五万元,但将已销售金额乘以三倍后,与尚未销售的伪劣产品货值金额合计十五万元以上的。故本题选D。

35.解析:国家药品监督管理局负责药品上市,国家药品监督管理局药品审评中心负责药品审评审批信息,包括药品注册申请受理信息、审评审批过程信息、审评审批结果信息及其他审评审批信息。故本题选D。

36.解析:Ⅰ期临床试验的目的是观察人体对于新药的耐受程度和药代动力学,为制定给药方案提供依据。故本题选B。

39.解析:卫生健康部门负责制定并组织落实疾病预防控制规划、国家免疫规划及严重危害人民健康公共卫生问题的干预措施,制定检疫传染病和监测传染病目录。负责卫生应急工作,组织指导突发公共卫生事件的预防控制和各类突发公共事件的医疗卫生救援。故本题选C。

40.解析:我国医疗机构药品的采购方式中最常用的是药品集中采购。故本题选A。

[41~43]解析:经部务会议或者委员会会议决定,由部门首长签署命令予以公布的是部门规章。故41题选D。由国务院有关部门或者国务院法制机构具体负责起草的为行政法规。故42题选C。宪法由全国人大常委会监督实施,并由全国人大常委会负责解释。故43题选A。

[44~46]解析:国务院药品监督管理部门在审批药品时,对化学原料药一并审评审批,对相关辅料、直接接触药品的包装材料和容器一并审评,对药品的质量标准、生产工艺、标签和说明书一并核准。故44题选A,45题选B,46题选C。

[49~51]解析:等待出库装运的药品属于合格产品,应挂绿色标识。故49题选C。疑似药品包装污染的药品属于待确定药品,应挂黄色标识。故50题选D。不合格药品应挂红色标识。故51题选B。

[54~55]解析:药事管理组织是促进临床合理用药、科学管理医疗机构药事工作、具有学术研究性质的内部咨询机构,既不是行政管理部门,也不属于常设机构。故54题选A。专业技术性是药学部门最重要的性质,主要体现在要求医院药师能解释和调配处方,评价处方和处方中的药物,掌握配制制剂的技术,能承担药物治疗监护工作,能够回答患者、医师、护士有关处方中药品的各方面问题等。故55题选C。

[60~61]解析:列入国家实施停产报告的短缺药品清单的在计划停产实施6个月前向所在地省、自治区、直辖市药品监督管理部门报告;发生非预期停产的,在3日内报告所在地省、自治区、直辖市药品监督管理部门。故60题选D,61题选A。

[62~63]解析:连续被撤销两个以上药品、医疗器械广告批准文号的;被撤销批准证明文件、责令停产停业、暂扣生产(经营)许可证、暂扣营业执照的;药品企事业单位拒绝、阻挠执法人员依法进行监督检查、抽验和索取有关资料或者拒不配合执法人员依法进行案件调查的;因违反药品、医疗器械监督管理法律、法规构成犯罪的,均属于严重失信等级。故62、63题选D。

[69~71]解析:药品监督管理部门经过审查和评价,认为召回不彻底或者需要采取更为有效措施的,药品监督管理部门应当要求药品生产企业重新召回或者扩大召回范围。故69题选C。主动召回是指药品生产企业对收集的信息进行分析,对可能存在安全隐患的药品进行调查评估,发现药品存在安全隐患的,由该药品生产企业决定召回。故70题

选 A。责令召回是指药品监管部门经过调查评估，认为存在安全隐患，药品生产企业应当召回药品而未主动召回的，责令药品生产企业召回药品。故 71 题选 B。

[77～79]解析：γ-羟丁酸属于第一类精神药品。故 77 题选 B。芬太尼属于麻醉药品。故 78 题选 A。戊巴比妥属于第二类精神药品。故 79 题选 C。

[80～82]解析：《"健康中国 2030"规划纲要》确定的健康中国战略目标是到 2020 年，建立覆盖城乡居民的中国特色基本医疗卫生制度，健康素养水平持续提高，健康服务体系完善高效，人人享有基本医疗卫生服务和基本体育健身服务，基本形成内涵丰富、结构合理的健康产业体系，主要健康指标居于中高收入国家前列。到 2030 年，促进全民健康的制度体系更加完善，健康领域发展更加协调，健康生活方式得到普及，健康服务质量和健康保障水平不断提高，健康产业繁荣发展，基本实现健康公平，主要健康指标进入高收入国家行列。到 2050 年，建成与社会主义现代化国家相适应的健康国家。故 80 题选 D，81 题选 A，82 题选 C。

[88～90]解析：药品批发企业从事中药材、中药饮片验收工作的，应当具有中药学专业中专以上学历或者具有中药学中级以上专业技术职称。故 88 题选 C。从事中药材、中药饮片养护工作的，应当具有中药学专业中专以上学历或者具有中药学初级以上专业技术职称。故 89 题选 D。药品零售企业从事中药饮片质量管理、验收、采购的人员应当具有中药学中专以上学历或者具有中药学专业初级以上专业技术职称。故 90 题选 D。

95.解析：检查手套是第一类医疗器械，体温计是第二类医疗器械。经营第一类医疗器械不需要许可和备案。第二类医疗器械经营由设区的市级药品监督管理部门备案管理。故本题选 B。

99.解析：《药品管理法》第 98 条规定，禁止生产（包括配制，下同）、销售、使用假药。有下列情形之一的，为假药：①药品所含成分与国家药品标准规定的成分不符。②以非药品冒充药品或者以他种药品冒充此种药品。③变质的药品。④药品所标明的适应证或者功能主治超出规定。故本题选 D。

100.解析：根据《药品管理法》第 137 条的规定，生产、销售劣药，有下列行为之一的，由药品监督管理部门在《药品管理法》和《药品管理法实施条例》规定的处罚幅度内从重处罚：①生产、销售以孕产妇、儿童为主要使用对象的劣药。②生产、销售的生物制品属于劣药。③生产、销售劣药，造成人身伤害后果。④生产、销售劣药，经处理后再犯。⑤拒绝、逃避监督检查，伪造、销毁、隐匿有关证据材料，或者擅自动用查封、扣押物品。故本题选 D。

103.解析：安全的药品是人们认为它对人体损害的风险程度在可接受的水平，是一种"可接受"的有临床疗效的药品。故本题选 C。

104.解析：药品安全风险管理的目的在于使药品风险最小化，从而保障公众用药安全。故本题选 A。

106.解析：行政诉讼由人民法院受理，直接起诉的时效是自知道具体行政行为之日起 6 个月。故本题选 B。

109.解析：闹羊花属于毒性中药，不得陈列。故本题选 C。

111.解析：疫苗上市许可持有人在销售疫苗时，应当提供加盖其印章的批签发证明复印件或者电子文件；销售进口疫苗的，还应当提供加盖其印章的进口药品通关单复印件或者电子文件。疾病预防控制机构、接种单位在接收或者购进疫苗时，应当索取前款规定的证明文件，并保存至疫苗有效期满后不少于 5 年备查。故本题选 ABCD。

113.解析：基本医疗卫生制度包括公共卫生服务体系、医疗服务体系、医疗保障体系、药品供应保障体系。故本题选 ABC。

114.解析：批发企业应当根据相关验证管理制度，形成验证控制文件，包括验证方案、报告、评价、偏差处理和预防措施等。故本题选 ABCD。

115.解析：新修订《药品管理法》构建"地方政府负总责、监管部门各负其责、企业是第一责任人"的药品安全责任体系。在法律责任设定上，强化药品安全企业是第一责任人的责任，加大对药品违法行为的执法力度和对违法行为的处罚力度，明确规定了首负责任制和惩罚性赔偿，体现了"最严厉的处罚和最严肃的问责"，体现了药品从严管理的态度，体现了重典治乱的决心。故本题选 ABCD。

116. 解析:药品注册申请单位的工作人员,故意使用具有下列"情节严重"情形之一的虚假药物非临床研究报告、药物临床试验报告及相关材料,骗取药品批准证明文件生产、销售药品的,应当依照刑法第一百四十一条规定,以生产、销售假药罪定罪处罚:在药物非临床研究或者药物临床试验过程中故意使用虚假试验用药品的;瞒报与药物临床试验用药品相关的严重不良事件的;故意损毁原始药物非临床研究数据或者药物临床试验数据的;编造受试动物信息、受试者信息、主要试验过程记录、研究数据、检测数据等药物非临床研究数据或者药物临床试验数据,影响药品安全性、有效性评价结果的;曾因在申请药品、医疗器械注册过程中提供虚假证明材料受过刑事处罚或者二年内受过行政处罚,又提供虚假证明材料的;其他情节严重的情形。故本题选 ABCD。

117. 解析:药品到货时,收货人员应当核实运输方式是否符合要求,并对照随货同行单(票)和采购记录核对药品,可以直接选出答案。此题根据药品供应链的逻辑推理如下:其一,收货时关键要核对货有没有发对,药品是不是企业采购的,采购数量、价格对不对。其二,收货发生在采购行为之后,验收行为之前,因此核对依据肯定不是验收记录,而应该有采购记录。其三,发票在药品供应中的作用,主要是为了方便应税,所以它不会涵盖很多和药品质量相关的内容,根据 GSP 规定发票应列"通用名称、规格、单位、数量、单价、金额等",而采购记录则包括了剂型、生产厂商、供货单位这些会对药品质量有较大影响的事项,因此发票不适合作为收货人员核对的依据。其四,销售凭证是供货单位开给购货单位留存的证明,所列信息更简略,不适合作为收货人员核对的依据。其五,随货同行单(票)和货物一起到达收货地点,当然要一起审核,另外它和采购记录也可以一起对照看供货企业是否发对货。故本题选 AB。

118. 药品 GSP 是为保证药品在流通全过程中始终符合质量标准,依据《药品管理法》等法律法规制定的针对药品采购、购进验收、储存运输、销售及售后服务等环节的质量管理规范,其核心是要求企业通过严格的质量管理制度来约束自身经营相关行为,对药品流通全过程进行质量控制。药品上市许可持有人、药品经营企业应当严格执行药品 GSP,依法从事药品经营活动,拒绝任何虚假欺骗行为,在药品采购、储存、销售、运输等环节采取有效的质量控制措施,并采取有效的质量控制措施确保药品质量,按照国家有关要求,建立药品追溯体系,实现药品可追溯。故本题选 ABC。

119. 解析:血液制品,是特指各种人血浆蛋白制品,包括人血白蛋白、人胎盘血白蛋白、静脉注射用人免疫球蛋白、肌注人免疫球蛋白、组织胺人免疫球蛋白、特异性免疫球蛋白、免疫球蛋白(乙型肝炎、狂犬病、破伤风免疫球蛋白)、人凝血因子Ⅷ、人凝血酶原复合物、人纤维蛋白原、抗人淋巴细胞免疫球蛋白等。故本题选 ABCD。

押题秘卷(三)答案

1. D	2. A	3. B	4. C	5. D	6. C	7. B	8. C	9. C	10. C
11. B	12. D	13. C	14. B	15. D	16. A	17. D	18. D	19. B	20. A
21. B	22. D	23. D	24. D	25. D	26. C	27. D	28. A	29. B	30. A
31. D	32. A	33. A	34. D	35. D	36. C	37. D	38. A	39. D	40. C
41. C	42. D	43. B	44. B	45. D	46. A	47. A	48. C	49. B	50. B
51. B	52. C	53. D	54. A	55. C	56. C	57. A	58. B	59. C	60. A
61. C	62. D	63. C	64. B	65. A	66. C	67. A	68. B	69. D	70. A
71. B	72. A	73. A	74. A	75. C	76. B	77. B	78. A	79. D	80. A
81. D	82. C	83. A	84. B	85. B	86. D	87. C	88. B	89. B	90. D
91. C	92. C	93. D	94. D	95. B	96. D	97. A	98. A	99. D	100. C
101. C	102. D	103. D	104. D	105. B	106. C	107. A	108. B	109. D	110. C

111. CD	112. ACD	113. ABD	114. AB	115. BCD
116. ACD	117. BD	118. ABCD	119. AD	120. ABCD

押题秘卷（三）解析

1.解析:医院药师的职责有参加查房、会诊、病例讨论和疑难、危重患者的医疗救治，协同医师做好药物使用遴选，对临床药物治疗提出意见或调整建议，与医师共同对药物治疗负责。可见，药物治疗是医生开具处方，药师进行药物治疗监测，两者均有责任。故本题选 D。

3.解析:仿制药一致性评价技术审评由药品审评中心负责。故本题选 B。

4.解析:国家基本药物工作委员会办公室设在国家卫生健康委员会，承担国家基本药物工作委员会的日常工作。故本题选 C。

5.解析:允许药品进口的口岸或者允许药材进口的边境口岸所在地的口岸药品监督管理部门负责进口药材的备案，组织口岸检验并进行监督管理。故本题选 D。

6.解析:未实施的药物临床试验批准 3 年后，自动失效，需要重新申请，不是办理一次延续申请。故本题选 C。

7.解析:国家市场监督管理总局不只是整合了执法队伍，还整合了投诉电话，现在药品投诉电话为 12315，和普通消费品投诉是一个电话号码。故本题选 B。

9.解析:特殊用途化妆品是指用于育发、染发、烫发、脱毛、美乳、健美、除臭、祛斑、防晒的化妆品。其余为非特殊用途化妆品。故本题选 C。

10.解析:血管支架属于第三类医疗器械，由国家药品监督管理部门注册管理。第二类医疗器械无论国内还是国外，都是进行注册管理。体外诊断试剂分两类管理，一类是按药品管理，一类是按医疗器械管理。由消费者个人自行使用的医疗器械，应当标明安全使用方面的特别说明。故本题选 C。

11.解析:科学研究、教学单位需要使用麻醉药品和精神药品开展实验、教学活动的，应当经所在地省级药品监督管理部门批准。故本题选 B。

13.解析:GAP 要求中药材生产企业应运用规范化管理和质量监控手段，保护野生药材资源和生态环境，实现资源的可持续利用。故本题选 C。

15.解析:《麻醉药品和精神药品管理条例》中规定，只有经过审批的药品零售连锁企业定点门店方可经营第二类精神药品。故本题选 D。

16.解析:医院使用的所有药品（不含中药饮片）均应通过省级药品集中采购平台采购，采购周期原则上一年一次。故本题选 A。

19.解析:药品标准的制定原则，一方面，药品标准不能订得过高，导致企业能力所不及，增加额外成本与负担；另一方面，标准也不可降得太低，造成药品质量良莠不齐，给用药者带来伤害。故本题选 B。

22.解析:药品名称应当使用规范的中文名称书写，没有中文名称的可以使用规范的英文名称书写。故本题选 D。

24.解析:疫苗上市许可持有人应当按照采购合同约定，向疾病预防控制机构或者疾病预防控制机构指定的接种单位配送疫苗。故本题选 D。

25.解析:对有证据证明可能存在安全隐患的，药品监督管理部门根据监督检查情况，应当采取告诫、约谈、限期整改及暂停生产、销售、使用、进口等措施，并及时公布检查处理结果。故本题选 D。

26.解析:开办药品生产企业，必须具备的条件包括具有依法经过资格认定的药学技术人员、工程技术人员及相应的技术工人；具有与其药品生产相适应的厂房、设施和卫生环境；具有能对所生产药品进行质量管理和质量检验的机构、人员及必要的仪器设备；具有保证药品质量的规章制度。故本题选 C。

28.解析:保健食品生产经营者对食品广告内容的真实性、合法性负责。应当在广告中声明"本品不能代替药物"。故本题选 A。

29.解析:申请《麻醉药品、第一类精神药品购用印鉴卡》，应具有与使用麻醉药品和第一类精神药品相关的诊疗科目。故本题选 B。

30.解析:药品上市许可持有人、药品生产企业、药品经营企业或者医疗机构在药品购销中给予、收受回扣或者其他不正当利益的，药品上市许可持有人、药品生产企业、药品经营企业或者代理人给予使用其药品的医疗机构的负责人、药品采购人员、医师、药师等有关人员财物或者其他不正当利益的,由市场监督管理部门没收违法所得,并处三十万元以上三百万元以下的罚款。故本题选A。

31.解析:医疗机构将其配制的制剂在市场上销售的,责令改正,没收违法销售的制剂和违法所得,并处违法销售制剂货值金额二倍以上五倍以下的罚款;情节严重的,并处货值金额五倍以上十五倍以下的罚款;货值金额不足五万元的,按五万元计算。故本题选D。

32.解析:民事赔偿首负责任制就是接到赔偿人赔偿要求的,先偿付,然后再按责任追偿。故本题选A。

33.解析:疫苗上市许可持有人、疾病预防控制机构可以自行配送疫苗,也可以委托符合条件的疫苗配送单位配送疫苗。故本题选A。

39.解析:批签发是指国家药品监管部门为确保疫苗等生物制品的安全、有效,在每批产品上市前由指定的药品检验机构对其进行审核、检验及签发的监督管理行为。故本题选D。

40.解析:药品购进记录必须注明药品的通用名称、剂型、规格、批号、有效期、生产厂商、供货单位、购货数量、购进价格、购货日期及国务院药品监督管理部门规定的其他内容。故本题选C。

[41~43]解析:国家药品监督管理局药品评价中心参与拟订、调整非处方药目录。故41题选C。国家药品监督管理局高级研修学院承担职业化药品检查员教育培训工作。故42题选D。国家药品监督管理局食品药品审核查验中心组织制定修订药品、医疗器械、化妆品检查制度规范和技术文件。故43题选B。

[52~53]解析:国务院公安部门负责对造成麻醉药品药用原植物、麻醉药品和精神药品流入非法渠道的行为进行查处。故52题选C。县级以上地方人民政府其他有关主管部门在各自的职责范围内负责与麻醉药品和精神药品有关的管理工作。故53题选D。

[58~59]解析:开办血液制品经营单位,由省级药品监督管理部门审核批准。故58题选B。国务院药品监督管理部门负责全国进出口血液制品的审批及监督管理。故59题选C。

[63~64]解析:不良反应是在正常用法用量下对人体有害的反应,例如皮疹、紫癜、恶心、呕吐等。故63题选C。注意事项包括需要慎用的情况(如肝、肾功能的问题)、影响药物疗效的因素(如食物、烟、酒等)、孕妇、哺乳期妇女、儿童、老人等特殊人群用药,用药对于临床检验的影响,滥用或药物依赖情况,以及其他保障用药人自我药疗安全用药的有关内容。故64题选B。

[65~66]解析:《中国药典》是国家药品标准的核心,是药品质量的最低标准。故65题选A。注册标准是指国家药品监督管理部门核准给申请人特定药品的质量标准。故66题选C。

[69~71]解析:责令召回是药品监管部门经过调查评估,认为存在安全隐患,药品生产企业应当召回药品而未主动召回的,责令药品生产企业召回药品。故69题选D。主动召回是药品生产企业对收集的信息进行分析,对可能存在安全隐患的药品进行调查评估,发现药品存在安全隐患的,由该药品生产企业决定召回。故70题选A。实施药品召回时,药品经营企业、使用单位应当协助药品生产企业履行召回义务,按照召回计划的要求及时传达、反馈药品召回信息,控制和收回存在安全隐患的药品。而麻醉药品在药品零售企业不得经营。故71题选B。

92.解析:肾上腺素、阿托品是急救药品,酚麻美敏混悬液是儿科用药,需要直接挂网采购。复方福尔可定糖浆是独家品种,应该通过价格谈判采购,麻醉药品和第一类精神药品仍暂时实行最高出厂价格和最高零售价格管理。故本题选C。

96.解析:除临床用药紧张的中药保护品种另有规定外,被批准保护的中药品种在保护期内仅限于已获得《中药保护品种证书》的企业生产。注意这个说法与新药监测期的不同,新药监测期在期限内只限一家企业,中药保护品种可能为多家企业。故本题选D。

101.解析:【性状】包括药品的外观、臭、味、溶解度及物理常数等,依次规范描述。故本题选C。

102.解析:孕妇、哺乳期妇女、儿童、老人等特殊人群用药属于【注意事项】内容。故本题选D。

103.解析:如与其他药物同时使用可能会发生药物相互作用,详情请咨询医师内容属于【药物相互作用】。故本题选D。

106.解析:抗菌药物应用异常情况调查事项包括使用量异常增长的;半年内使用量始终居于前列的;经常超适应证、超剂量使用的;企业违规销售的;频繁发生严重不良事件的抗菌药物。故本题选 C。

107.解析:药师未按规定审核抗菌药物处方与用药医嘱造成严重后果的,发现处方不适宜、超常处方等情况未进行干预且无正当理由的,医疗机构应取消其药物调剂资格。故本题选 A。

110.解析:药品使用单位使用假药、劣药的,按照销售假药、零售劣药的规定处罚。故本题选 C。

117.解析:提供互联网药品信息服务的网站不得发布麻醉药品、精神药品、医疗用毒性药品、放射性药品、戒毒药品和医疗机构制剂的产品信息。故本题选 BD。

118.解析:药品的陈列应当符合以下要求。按剂型、用途及储存要求分类陈列,并设置醒目标志,类别标签字迹清晰、放置准确;药品放置于货架(柜),摆放整齐有序,避免阳光直射。故本题选 ABCD。

119.解析:第二类精神药品零售企业不得向未成年人销售第二类精神药品。经所在地设区的市级药品监督管理部门批准,实行统一进货、统一配送、统一管理的药品零售连锁企业可以从事第二类精神药品零售业务。故本题选 AD。

押题秘卷(四)答案

1. C	2. C	3. B	4. D	5. D	6. A	7. D	8. D	9. D	10. C
11. D	12. D	13. D	14. B	15. B	16. B	17. C	18. D	19. D	20. C
21. B	22. D	23. D	24. D	25. B	26. C	27. A	28. D	29. D	30. B
31. D	32. D	33. B	34. A	35. A	36. A	37. C	38. D	39. A	40. D
41. A	42. C	43. D	44. A	45. B	46. C	47. A	48. C	49. C	50. C
51. D	52. C	53. D	54. C	55. B	56. A	57. B	58. B	59. C	60. B
61. A	62. B	63. C	64. C	65. B	66. D	67. C	68. D	69. A	70. C
71. D	72. B	73. C	74. C	75. C	76. B	77. D	78. C	79. B	80. A
81. B	82. D	83. D	84. A	85. A	86. C	87. A	88. A	89. A	90. A
91. D	92. D	93. C	94. D	95. A	96. A	97. C	98. C	99. D	100. D
101. D	102. D	103. A	104. C	105. A	106. C	107. A	108. D	109. B	110. B

111. ABCD	112. ABCD	113. ABCD	114. BC	115. ABCD
116. ABC	117. ABCD	118. ABD	119. BC	120. ABCD

押题秘卷(四)解析

1. 解析:医疗机构验收记录必须按规定保存至超过药品有效期1年,但不得少于3年。选项C中的保存时间是药品经营企业验收记录保存时间。故本题选C。

2. 解析:在我国境内开展多中心临床试验的,经临床试验组长单位伦理审查后,其他成员单位应认可组长单位的审查结论,不再重复审查。故本题选C。

3. 解析:不受理行政诉讼的情形有国防、外交等国家行为;行政法规、规章或者行政机关制定、发布的具有普遍约束力的决定、命令;行政机关对其工作人员的奖惩、任免等决定;法律规定由行政机关最终裁决的行政行为。故本题选B。

5. 解析:种植、养殖中药材,允许施用经充分腐熟达到无害化卫生标准的农家肥。故本题选D。

6. 解析:药品上市许可持有人,生产、经营企业和医疗机构获知或者发现药品群体不良事件后,应当立即通过电话或者传真等方式报所在地的县级药品监督管理部门、卫生行政部门和药品不良反应监测机构,必要时可以越级报告。故本题选A。

11. 解析:开办麻醉药品和精神药品的定点批发企业,单位及其工作人员应2年内没有违反有关禁毒的法律、行政法规规定的行为。故本题选D。

14. 解析:除发生灾情、疫情、突发事件或者临床紧急救治等特殊情况,以及其他符合国家有关规定的情形外,企业一律不得采用直调方式(即将本企业已采购的药品不入本企业仓库,而是从供货单位直接发送到购货单位的行为)购销药品。故本题选B。

15. 解析:对质量可疑的药品应当立即采取停售措施,并在计算机系统中锁定,同时报告质量管理部门确认。对存在质量问题的药品应当采取以下措施:存于标志明显的专用场所,并有效隔离,不得销售;怀疑为假药的,及时报告药品监督管理部门;属于特殊管理的药品,按照国家有关规定处理;不合格药品的处理过程应当有完整的手续和记录;对不合格药品应当查明并分析原因,及时采取预防措施。故本题选B。

16. 解析:处方前记包括医疗机构名称、费别、患者姓名、性别、年龄、门诊或住院病历号、科别或病区和床位号、临床诊断、开具日期等。可添列特殊要求的项目。故本题选B。

17. 解析:《药品管理法》规定"药品必须符合国家药品标准",也就是说,法定的国家药品标准是保证药品质量和划分药品合格与不合格的唯一依据。故本题选C。

21. 解析:"两票制"是指药品生产企业到流通企业开一次发票,流通企业到医疗机构开一次发票。药品生产企业或科工贸一体化的集团型企业设立的仅销售本企业(集团)药品的全资或控股商业公司(全国仅限1家商业公司)、境外药品国内总代理(全国仅限1家国内总代理)可视同生产企业。药品流通集团型企业内部向全资(控股)子公司或全资(控股)子公司之间调拨药品可不视为一票,但最多允许开一次发票。故本题选B。

22. 解析:除麻醉药品、精神药品、医疗用毒性药品和儿科处方外,医疗机构不得限制门诊就诊人员持处方到药品零售企业购药。故本题选D。

23. 解析:药品注册包括药物临床试验申请、药品上市许可申请、补充申请、再注册申请等许可事项,以及其他备案或者报告事项。故本题选D。

24. 解析:对于冷链运输时间长、需要配送至偏远地区的疫苗,省级疾病预防控制机构应当对疫苗生产企业提出加贴温度控制标签的要求并在招标文件中提出。疫苗生产企业应当根据疫苗的稳定性选用合适规格的温度控制标签。故本题选D。

26. 解析:药品上市许可持有人应当指定药品不良反应监测负责人,设立专门机构,配备专职人员,建立健全相关管理制度,直接报告药品不良反应,持续开展药品风险获益评估,采取有效风险控制措施。故本题选C。

27. 解析:国家对药品经营实施许可制度,在中华人民共和国境内除药品上市许可持有人自行批发药品外,经营药品必须依法持有《药品经营许可证》。故本题选A。

31. 解析:接到受害人赔偿请求的,应当实行首负责任制,先行赔付;先行赔付后,可以依法追偿,也就是生产者是最后的责任承担人,但是受害人可以向销售者先请求赔偿,这一程序是保护患者的利益。故本题选D。

33.解析:精神药品直接作用于中枢神经系统,使之兴奋或抑制,连续使用可产生依赖性。麻醉药品是指连续使用后易产生身体依赖性、能成瘾癖的药品。医疗用毒性药品(简称毒性药品),是指毒性剧烈,治疗剂量与中毒剂量相近,使用不当会致人中毒或死亡的药品。如今通常所说的兴奋剂不再是单指那些起兴奋作用的药物,而实际上是对禁用药物和技术的统称。故本题选B。

36.解析:药品生产企业应当保存完整的购销记录,建立和完善药品召回制度,收集药品安全的相关信息,对可能具有安全隐患的药品进行调查、评估,召回存在安全隐患的药品。故本题选A。

37.解析:国务院和省、自治区、直辖市人民政府的药品监督管理部门应当定期公告药品质量抽查检验的结果。故本题选C。

[41~43]解析:人身罚是指特定行政主体限制和剥夺违法行为人人身自由的行政处罚,《行政处罚法》规定,"限制人身自由的行政处罚,只能由法律设定"。故41题选A。财产罚是运用最广泛的一种行政处罚。故42题选C。声誉罚是指对违法者的名誉、荣誉、信誉或精神上的利益造成一定损害的处罚方式,是行政处罚中最轻的一种。故43题选D。

[47~48]解析:罚款,是行政主体依法强制违法行为人在一定期限内交纳一定数额货币的一种处罚方式。故47题选A。没收违法所得、没收非法财物(药品、假药、劣药等),是行政主体依法将违法行为人的违法所得、违禁物品、违法行为工具等强制收归国有的一种处罚形式。故48题选C。

[54~55]解析:医院要按照不低于上年度药品实际使用量的80%制定采购计划,具体到通用名、剂型和规格,每种药品采购的剂型原则上不超过3种,每种剂型对应的规格原则上不超过2种。故54题选C,55题选B。

[56~57]解析:药品上市许可持有人未按照规定开展药品不良反应监测或者报告疑似药品不良反应的,责令限期改正,给予警告;逾期不改正的,

责令停产停业整顿,并处十万元以上一百万元以下的罚款。故56题选A。药品经营企业未按照规定报告疑似药品不良反应的,责令限期改正,给予警告;逾期不改正的,责令停产停业整顿,并处五万元以上五十万元以下的罚款。故57题选B。

[60~61]解析:Ⅱ期临床试验是治疗作用初步评价阶段。其目的是初步评价药物对目标适应证患者的治疗作用和安全性,也包括为Ⅲ期临床试验研究设计和给药剂量方案的确定提供依据。故60题选B。Ⅰ期临床试验是初步的临床药理学及人体安全性评价试验。观察人体对于新药的耐受程度和药代动力学,为制定给药方案提供依据。故61题选A。

[62~63]解析:因违法违规行为受到警告,被责令改正的,药品安全信用等级应该认定为警示等级。故62题选B。因实施同一违法行为被连续警告、公告两次以上的,药品安全信用等级应该认定为失信等级。故63题选C。

[67~68]解析:被认定为警示等级的药品、医疗器械生产、经营企业和研制单位,药品监督管理部门可以:①结案后进行回查。②公示违法记录。被认定为失信等级的药品、医疗器械生产、经营企业和研制单位,药品监督管理部门可以:①结案后进行回查。②增加日常监督检查频次。③公示违法记录。被认定为严重失信等级的药品、医疗器械生产、经营企业和研制单位,药品监督管理部门可以:①结案后进行回查。②列为重点监督检查对象,进行重点专项监督检查。③增加日常监督检查频次;公示违法记录。故67题选C,68题选D。

[69~71]解析:药品生产企业在实施召回的过程中,一级召回每日,二级召回每3日,三级召回每7日,向所在地省级药品监督管理部门报告药品召回进展情况。故69题选A,70题选C,71题选D。

[75~76]解析:药品生产企业在启动药品召回后,一级召回在1日内,二级召回在3日内,三级召回在7日内,应当将调查评估报告和召回计划提交给所在地省级药品监督管理部门备案。故75题选C,76题选B。

[77~79]解析:可卡因属于麻醉药品。故77题选D。马吲哚属于第一类精神药品。故78题选C。甲丙氨酯属于第二类精神药品。故79题选B。

[86~87]解析:行政机关作出责令停产停业、吊销许可证或者执照、较大数额罚款等行政处罚决定之前,应当告知当事人有要求举行听证的权利;当事人要求听证的,行政机关应当组织听证。故86题选C。当违法事实清楚、有法定依据、拟作出数额较小的罚款(对公民处50元以下,对法人或者其他组织处1000元以下的罚款)或者警告时,可以适用简易程序,当场处罚。故87题选A。

93.解析:该疫苗效价不符合规定,为劣药,直接负责的主管人员和其他责任人涉嫌生产、销售劣药罪。故本题选C。

94.解析:生产、销售的疫苗属于劣药且情节严重的,由省级以上人民政府药品监督管理部门对法定代表人、主要负责人、直接负责的主管人员和关键岗位人员及其他责任人员,没收违法行为发生期间自本单位所获收入,并处所获收入一倍以上十倍以下的罚款,终身禁止从事药品生产经营活动,由公安机关处五日以上十五日以下拘留。故本题选D。

95.解析:国家医疗保障局负责制定医保药品目录准入谈判规则并组织实施。根据《2019年国家医保药品目录调整工作方案》,目录调整工作由国家医疗保障局牵头,会同工业和信息化部、财政部、人力资源和社会保障部、国家卫生健康委、国家药品监督管理局、国家中医药管理局研究制定工作方案,研究确定目录调整的原则、程序、协调政策问题。故本题选A。

96.解析:医保药品目录的西药和中成药分为甲类和乙类目录。故本题选A。

97.解析:根据医保药品目录的相关规定,中成药部分药品处方中含有的"牛黄"是指人工牛黄。含天然麝香、天然牛黄、体内培植牛黄、体外培育牛黄的药品不予支付。根据基本药物目录的相关规定,中成药成分中的"牛黄"为人工牛黄,有"注释"的除外。目录中"安宫牛黄丸"和"活心丸"成分中的"牛黄"为天然牛黄、体内培植牛黄或体外培育牛黄,也就是题干中所涉及的医保药品不是人工的,那么医疗保险基金不予支付。故本题选C。

100.解析:对法人罚款小于1000元,应该适用简易程序(当场处罚程序)。简易程序不需要立案,也不需要听证辩论和制作笔录。故本题选D。

101.解析:该药品已经注明可能出现过敏性休克,故不属于新的药品不良反应。患者出现休克,危及生命,应属于严重药品不良反应。故本题选D。

102.解析:医疗机构通过药品不良反应监测系统报告发现或获知的药品不良反应,也可向药品上市许可持有人直接报告。故本题选D。

105.解析:2020年5月1日至15日属于住院期间,麻醉药品和第一类精神药品处方用量为1日常用量。故本题选A。

108.解析:A型肉毒毒素属于医疗用毒性药品。故本题选D。

109.解析:生产经营企业不得向未取得《医疗机构执业许可证》的单位销售注射用A型肉毒毒素;药品零售企业不得经营注射用A型肉毒毒素。故本题选B。

110.解析:生产(进口)企业和指定经营企业必须严格审核购买单位资质,建立客户档案,健全各项管理制度,加强购、销、存管理,保证来源清楚,流向可核查、可追溯。要建立注射用A型肉毒毒素购进、销售台账,并保存至超过药品有效期2年备查。故本题选B。

111.解析:对于资料齐全、符合冷链运输温度要求的疫苗,方可接收。对资料不全、符合冷链运输温度要求的疫苗,接收单位可暂存该疫苗,待补充资料,符合要求后办理接收入库手续。对不能提供本次运输过程的疫苗运输温度记录或不符合冷链运输温度要求的疫苗,不得接收或购进。故本题选ABCD。

117.解析:对有下列情形之一的进口药品,口岸药品检验所不予抽样:未提供出厂检验报告书和原产地证明原件,或者所提供的原件与申报进口备案时的复印件不符的;装运码头与单证不符的;进口药品批号或者数量与单证不符的;进口药品包装及标签与单证不符的;药品监督管理部门有其他证据证明进口药品可能危害人体健康的。故本题选ABCD。

119.解析:麻醉药品药用原植物年度种植计划,是由国务院药品监督管理部门和国务院农业主管部门根据麻醉药品年度生产计划,共同制定。故本题选BC。

押题秘卷(五)答案

1. B	2. D	3. C	4. D	5. A	6. B	7. D	8. D	9. B	10. D
11. A	12. A	13. B	14. C	15. B	16. A	17. D	18. C	19. D	20. B
21. A	22. C	23. D	24. D	25. A	26. D	27. A	28. A	29. B	30. B
31. D	32. B	33. C	34. C	35. A	36. D	37. C	38. D	39. C	40. A
41. A	42. B	43. C	44. A	45. B	46. D	47. B	48. D	49. C	50. D
51. A	52. A	53. B	54. A	55. B	56. C	57. B	58. D	59. C	60. A
61. B	62. A	63. B	64. B	65. C	66. A	67. D	68. B	69. B	70. B
71. A	72. A	73. C	74. D	75. B	76. C	77. C	78. A	79. C	80. D
81. C	82. B	83. C	84. B	85. B	86. D	87. C	88. A	89. C	90. B
91. C	92. A	93. D	94. C	95. A	96. A	97. C	98. A	99. B	100. C
101. D	102. A	103. D	104. B	105. D	106. D	107. C	108. A	109. B	110. A

111. ABCD	112. BD	113. ABC	114. ABCD	115. ABC
116. ABCD	117. ABCD	118. ABC	119. ABC	120. AB

押题秘卷(五)解析

1. 解析:经药事管理与药物治疗学委员会(组)审核同意,核医学科可以购用、调剂本专业所需的放射性药品。故本题选 B。

5. 解析:乡村中医药技术人员自种自采自用的中草药,只限于其所在的村医疗机构内使用,不得上市流通,不得加工成中药制剂。故本题选 A。

6. 解析:药品监督管理部门认为药品生产企业召回不彻底或者需要采取更为有效的措施的,药品监督管理部门应当要求药品生产企业重新召回或者扩大召回范围。故本题选 B。

7. 解析:违法行为在 2 年内未被发现的,除法律另有规定外,不再给予行政处罚。故本题选 D。

8. 解析:资格罚是指行政主体限制、暂停或剥夺作出违法行为的行政相对人某种行为能力或资格的处罚措施。故本题选 D。

9. 解析:保健食品的广告内容不得涉及疾病预防、治疗功能。特殊医学用途配方食品是指为了满足进食受限、消化吸收障碍、代谢紊乱或特定疾病状态人群对营养素或膳食的特殊需要,专门加工配制而成的配方食品,包括适用于 1 岁以上人群的特殊医学用途配方食品和适用于 0 月龄至 12 月龄的特殊医学用途婴儿配方食品。故本题选 B。

11. 解析:疫苗品种的产品设计、生产工艺、安全性、有效性或者质量可控性明显劣于预防、控制同种疾病的其他疫苗品种的,应当注销该品种所有疫苗的药品注册证书并废止相应的国家药品标准。故本题选 A。

12. 解析:对于一些产地集中的毒性中药材品种,如朱砂、雄黄、附子等,要全国统一定点生产,供全国使用。故本题选 A。

15. 解析:在药品批发企业中,质量负责人、质量管理部门负责人应当是执业药师。故本题选 B。

16. 解析:医疗机构制剂不得在市场上销售或者变相销售,不得发布医疗机构制剂广告。故本题选 A。

18. 解析:药品生产企业、药品经营企业和医疗机构等应当按规定自觉提供药品追溯信息,做到逢码必扫,实现药品最小销售包装单元可追溯、可核

查。故本题选 C。

19. 解析:制定国家药物政策和国家基本药物制度的是国家卫生健康委员会。故本题选 D。

21. 解析:按照规定,医院除特殊情况外,每一个通用名药品品牌不能超过两个,只允许同一药品,两种规格的存在。这就是"一品双规"。故本题选 A。

22. 解析:《医疗机构制剂许可证》是医疗机构配制制剂的法定凭证,应当载明证号、医疗机构名称、医疗机构类别、法定代表人、制剂室负责人、配制范围、注册地址、配制地址、发证机关、发证日期、有效期限等项目。故本题选 C。

23. 解析:药品上市后的变更,按照其对药品安全性、有效性和质量可控性的风险和产生影响的程度,实行分类管理,分为审批类变更、备案类变更和报告类变更。故本题选 D。

26. 解析:药品审评中心的主要职责:①负责药物临床试验、药品上市许可申请的受理和技术审评。②负责仿制药质量和疗效一致性评价的技术审评。③承担再生医学与组织工程等新兴医疗产品涉及药品的技术审评。④参与拟订药品注册管理相关法律法规和规范性文件,组织拟订药品审评规范和技术指导原则并组织实施。⑤协调药品审评相关检查、检验等工作。⑥开展药品审评相关理论、技术、发展趋势及法律问题研究。⑦组织开展相关业务咨询服务及学术交流,开展药品审评相关的国际(地区)交流与合作。⑧承担国家局国际人用药注册技术协调会议(ICH)相关技术工作。故本题选 D。

29. 解析:毒性药品年度生产、收购、供应和配制计划,由省级药品监督管理部门根据医疗需要制定并下达。故本题选 B。

30. 解析:医疗机构应用传统工艺配制中药制剂未依照规定备案,或者未按照备案材料载明的要求配制中药制剂的,按生产假药给予处罚,所以应该是终身资格罚。故本题选 B。

34. 解析:使用境外研究资料和数据支持药品注册的,其来源、研究机构或者实验室条件、质量体

系要求及其他管理条件等应当符合国际人用药注册技术协调会议(ICH)通行原则,并符合我国药品注册的相关要求。故本题选 C。

35.解析:医疗器械说明书是指由医疗器械注册人或者备案人制作,随产品提供给用户,涵盖该产品安全有效的基本信息,用以指导正确安装、调试、操作、使用、维护、保养的技术文件。故本题选 A。

37.解析:药品经营过程和经营质量管理规范执行情况,由市县两级市场监管部门负责检查。检查发现问题的,应依法依规查处并及时采取风险控制措施;涉嫌犯罪的,移交司法机关追究刑事责任。推动违法行为处罚到人,检查和处罚结果向社会公开。故本题选 C。

38.解析:患者使用价格高于支付标准的药品,超出支付标准的部分由患者自付,如患者使用的药品价格与中选药品集中采购价格差异较大,可渐进调整支付标准,在 2 ~ 3 年内调整到位,并制定配套政策措施;患者使用价格低于支付标准的药品,按实际价格支付。在保障质量和供应的基础上,引导医疗机构和患者形成合理的用药习惯。故本题选 D。

39.解析:药品检查员队伍要落实药品注册现场检查、疫苗药品派驻检查及属地检查、境外检查要求。有疫苗等高风险药品生产企业的地区,还应配备相应数量的具有疫苗等高风险药品检查技能和实践经验的药品检查员。国务院药品监管部门建立检查员分级分类管理制度。按照检查品种,将检查员分为药品、医疗器械、化妆品 3 个检查序列,并根据专业水平、业务能力、工作资历和工作实绩等情况,将检查员划分为初级检查员、中级检查员、高级检查员、专家级检查员 4 个层级,每个层级再细分为若干级别。故本题选 C。

40.解析:医疗机构配制的制剂,不得在市场销售,凭医师处方在本医疗机构使用。故本题选 A。

[41 ~ 43]解析:市县两级市场监督管理部门负责药品零售、医疗器械经营的许可、检查和处罚。故 41 题选 A。医疗保障部门管理医疗保险,且属于国务院直属机构,有制定部门规章的权限。故 42 题选 B。国家发展和改革委员会负责监测和管理药品宏观经济。故 43 题选 C。

[44 ~ 46]解析:经营者在经营活动中使用格式条款的,应当以显著方式提请消费者注意商品或者服务的数量和质量、价款或者费用、履行期限和方式、安全注意事项和风险警示、售后服务、民事责任等与消费者有重大利害关系的内容,并按照消费者的要求予以说明。故 44 题选 A。经营者不得以格式条款、通知、声明、店堂告示等方式,作出排除或者限制消费者权利、减轻或者免除经营者责任、加重消费者责任等对消费者不公平、不合理的规定。故 45 题选 B。不得利用格式条款并借助技术手段强制交易。故 46 题选 D。

[47 ~ 48]解析:公民、法人或者其他组织认为具体行政行为侵犯其合法权益,可以自知道该具体行政行为之日起 60 日内提出行政复议申请。故 47 题选 B。经过行政复议的案件,公民、法人或者其他组织对行政复议决定不服的,可在收到复议决定书之日起 15 日内向人民法院起诉;直接向人民法院提起诉讼的,应当自知道或者应当知道作出行政行为之日起 6 个月内提出。故 48 题选 D。

[54 ~ 55]解析:医疗机构制剂只能由医院的药学部门配制,其他科室不得配制供应制剂。故 54 题选 A。质量检验一般由医疗机构的药检室负责,检验合格后,凭医师处方使用。故 55 题选 B。

[60 ~ 61]解析:药品上市许可持有人未按照规定开展药品不良反应监测或者报告疑似药品不良反应的,责令限期改正,给予警告;逾期不改正的,责令停产停业整顿,并处十万元以上一百万元以下的罚款。故 60 题选 A。药品经营企业未按照规定报告疑似药品不良反应的,责令限期改正,给予警告;逾期不改正的,责令停产停业整顿,并处五万元以上五十万元以下的罚款。故 61 题选 B。

[62 ~ 63]解析:经营者应当保证其提供的商品或者服务符合保障人身、财产安全的要求。对可能危及人身、财产安全的商品和服务,应当向消费者作出真实的说明和明确的警示,并说明和标明正确使用商品或者接受服务的方法及防止危害发生的方法。故 62 题选 A。经营者发现其提供的商品或者服务存在缺陷,有危及人身、财产安全危险的,应当立即向有关行政部门报告和告知消费者,并采取停止销售、警示、召回、无害化处理、销毁、停止生产或者服务等措施。故 63 题选 B。

[64~66]解析:医疗保障部门负责拟订医疗保险、生育保险、医疗救助等医疗保障制度的法律法规草案、政策、规划和标准,制定部门规章并组织实施。故64题选B。工业和信息化部门负责提出工业固定资产投资规模和方向。承担食品、医药工业等的行业管理工作;拟订卷烟、食盐和糖精的生产计划。故65题选C。人力资源和社会保障部门负责拟订养老、失业、工伤等社会保险及其补充保险政策和标准。故66题选A。

[72~74]解析:丁丙诺啡(透皮贴剂之外的剂型)属于第一类精神药品。故72题选A。丁丙诺啡透皮贴剂是新调整进入第二类精神药品目录的品种。故73题选C。萘普待因片属于含特殊药品复方制剂。故74题选D。

[80~82]解析:医疗机构未依规定购买、储存麻醉药品和第一类精神药品的,由设区的市级卫生主管部门责令限期改正,给予警告;逾期不改正的,处五千元以上一万元以下罚款。故80题选D。第二类精神药品零售企业违反规定储存、销售或者销毁第二类精神药品的,由药品监督管理部门责令限期改正,给予警告,并没收违法所得和违法销售的药品;逾期不改正的,责令停业,并处五千元以上两万元以下的罚款。故81题选C。定点批发企业未依照规定购进麻醉药品和第一类精神药品,由药品监督管理部门责令限期改正,给予警告;逾期不改正的,责令停业,并处两万元以上五万元以下的罚款。故82题选B。

[83~85]解析:医疗机构炮制中药饮片,应当向所在地设区的市级人民政府药品监督管理部门备案。故83题选C。委托配制中药制剂,应当向委托方所在地省级药品监督管理部门备案。故84题选B。仅应用传统工艺配制的中药制剂品种,向医疗机构所在地省级药品监督管理部门备案后即可配制,不需要取得制剂批准文号。故85题选B。

[86~87]解析:商务部门负责拟订药品流通发展规划和政策,药品监督管理部门在药品监督管理工作中,配合执行药品流通发展规划和政策。故86题选D。海关负责药品进出口口岸的设置;药品进口与出口的监管、统计与分析。故87题选C。

[88~90]解析:生产符合国家规定条件的来源于古代经典名方的中药复方制剂,在申请药品批准文号时,可以仅提供非临床安全性研究资料。故88题选A。对应用传统工艺配制中药变审批制为备案制,弥补中药制剂新品种审批慢、供给不足的短板。故89题选C。古代经典名方,是指至今仍广泛应用、疗效确切、具有明显特色与优势的古代中医典籍所记载的方剂。故90题选B。

91.解析:福尔可定为麻醉药品,故A和B企业具有经营麻醉药品的资质。艾司唑仑为第二类精神药品,C企业必须为零售连锁企业才能合法采购,阿奇霉素为处方药,故C企业可以经营处方药。故本题选C。

92.解析:从实例情景可以发现药品批发企业A在山东省,它可以向湖南省的药品批发企业B、河北省药品零售连锁企业C销售药品,这属于跨省销售麻醉药品和精神药品,而区域性批发企业只能在本省交易,因此可以判定药品批发企业A为全国性批发企业,审批机构为国家药品监督管理局。故本题选A。

93.解析:由上述可知药品经营企业C为药品零售连锁企业,经营第二类精神药品需要经所在地(河北省)设区的市级(石家庄市)药品监督管理部门批准。故本题选D。

96.解析:注射剂属于处方药,其警示语为"请仔细阅读说明书并在医师指导下使用"。故本题选A。

106.解析:中药饮片采用准入法管理,国家层面调整的对象仅限按国家药品标准炮制的中药饮片。颁布国家药品标准的中药饮片为国家基本药物。根据情景,这三种中药饮片属于医保基金予以支付的药品。甲类目录和乙类目录只针对西药和中成药,中药饮片没有这种分类。故本题选D。

107.解析:《医疗保险药品目录》中的中药饮片是从有国家标准的中药饮片中经专家评审产生的。对于其他有国家或地方标准的中药饮片,可由各省级医疗保障部门牵头,会同人力资源和社会保障部门根据当地的基金负担能力及用药需求,经相应的专家评审程序纳入本省(区、市)基金支付范围,但不得增加目录中规定的不予支付的饮片。故本题选C。

109.解析:召回药品的生产企业所在地省级药品监督管理部门负责药品召回的监督管理工作。

故本题选 B。

110.解析:在药品生产企业实施药品召回时,药品经营企业、使用单位应当协助药品生产企业履行召回义务,按照召回计划的要求及时传达、反馈药品召回信息,控制和收回存在安全隐患的药品。故本题选 A。

111.解析:定点生产企业只能将第二类精神药品原料药销售给全国性批发企业、区域性批发企业、专门从事第二类精神药品批发业务的企业、第二类精神药品制剂生产企业及经备案的其他需用第二类精神药品原料药的企业。故本题选 ABCD。

113.解析:药品的时限性是指人们只有防病治病时才需要用药,但药品生产、经营企业平时应有适当数量的生产和储备,只能药等病,不能病等药;另外,药品均有有效期,一旦有效期到达,即行报废销毁;有的药品有效期很短,且用量少无利可图,也要保证生产、供应、适当储备,以防急用。故本题选 ABC。

116.解析:以下变更,药品上市许可持有人应当以补充申请方式申报,批准后实施:①药品生产过程中的重大变更。②药品说明书中涉及有效性内容及增加安全性风险的其他内容的变更。③持有人转让药品上市许可。④国家药品监督管理局规定需要审批的其他变更。故本题选 ABCD。

押题秘卷（六）答案

1. A	2. A	3. B	4. D	5. D	6. D	7. A	8. D	9. D	10. D
11. C	12. D	13. D	14. B	15. A	16. C	17. B	18. B	19. D	20. D
21. A	22. C	23. D	24. D	25. B	26. D	27. C	28. A	29. D	30. D
31. A	32. D	33. D	34. B	35. A	36. D	37. A	38. D	39. B	40. B
41. D	42. B	43. A	44. B	45. C	46. D	47. D	48. A	49. D	50. C
51. A	52. D	53. C	54. B	55. C	56. B	57. C	58. B	59. D	60. A
61. B	62. A	63. C	64. D	65. A	66. A	67. D	68. D	69. A	70. B
71. C	72. B	73. B	74. B	75. B	76. B	77. A	78. B	79. C	80. C
81. C	82. B	83. C	84. C	85. C	86. B	87. B	88. B	89. C	90. C
91. C	92. C	93. D	94. D	95. B	96. C	97. B	98. D	99. D	100. B
101. A	102. C	103. C	104. B	105. C	106. B	107. B	108. C	109. D	110. D

111. ABCD	112. BC	113. ABCD	114. AB	115. ABCD
116. ABCD	117. AB	118. ABCD	119. AD	120. ABC

押题秘卷(六)解析

1. 解析:政府办基层医疗卫生机构使用的定点生产品种,应当委托省级药品采购机构按照统一价格,从定点生产企业集中采购、集中支付货款;公立医院也应当按照统一价格从定点生产企业采购相应品种;鼓励其他医疗卫生机构采购使用定点生产品种。故本题选 A。

2. 解析:国家药品监督管理局建立化学原料药、辅料及直接接触药品的包装材料和容器(以下简称原辅包)关联审评审批制度,在审批药品制剂时,对化学原料药一并审评审批,对相关辅料、直接接触药品的包装材料和容器一并审评。故本题选 A。

3. 解析:飞行检查可以由组织检查的药品监督管理部门直接查处,也可以由被检查单位所在地药品监督管理部门查处,组织检查的药品监督管理部门需要督导被检查单位所在地药品监督管理部门的查处情况。故本题选 B。

5. 解析:备案管理的传统中药制剂包括由中药饮片经粉碎或仅经水或油提取制成的固体(丸剂、散剂、丹剂、锭剂等)、半固体(膏滋、膏药等)和液体(汤剂等)传统剂型;由中药饮片经水提取制成的颗粒剂及由中药饮片经粉碎后制成的胶囊剂;由中药饮片用传统方法提取制成的酒剂、酊剂。医疗机构所备案的传统中药制剂应与其《医疗机构执业许可证》所载明的诊疗范围一致。属于下列情形之一的,不得备案:《医疗机构制剂注册管理办法(试行)》中规定的不得作为医疗机构制剂申报的情形;与市场上已有供应品种相同处方的不同剂型品种;中药配方颗粒;其他不符合国家有关规定的制剂。故本题选 D。

6. 解析:符合以下情形之一的,可以直接提出非处方药上市许可申请:①境内已有相同活性成分、适应证(或者功能主治)、剂型、规格的非处方药上市的药品。②经国家药品监督管理局确定的非处方药改变剂型或者规格,但不改变适应证(或者功能主治)、给药剂量及给药途径的药品。③使用国家药品监督管理局确定的非处方药的活性成分组成的新的复方制剂。④其他直接申报非处方药

上市许可的情形。故本题选 D。

7. 解析:《药品管理法》规定下列药品在销售前或者进口时,必须经过指定药品检验机构进行检验,检验不合格的,不得销售或者进口:首次在中国销售的药品;国家药品监督管理部门规定的生物制品;国务院规定的其他药品。故本题选 A。

8. 解析:自治条例和单行条例依法对法律、行政法规、地方性法规作变通规定的,在本自治地方适用自治条例和单行条例的规定。经济特区法规根据授权对法律、行政法规、地方性法规作变通规定的,在本经济特区适用经济特区法规的规定。故本题选 D。

9. 解析:符合条件要求的经典名方制剂申请上市,可仅提供药学及非临床安全性研究资料,免报药效学研究及临床试验资料。申请上市时由国家药品监督管理局批准发给药品批准文号。故本题选 D。

11. 解析:医疗机构调配毒性药品,每次处方剂量不得超过二日极量。故本题选 C。

12. 解析:有条件的地区或单位应当建立自动温度监测系统。具体来说,省级疾病预防控制机构、疫苗生产企业、疫苗配送企业、疫苗仓储企业应当根据疫苗储存、运输的需要,配备自动温度监测器材或设备。故本题选 D。

13. 解析:古代经典名方中药复方制剂适用范围不包括传染病,不涉及孕妇、婴幼儿等特殊用药人群。故本题选 D。

16. 解析:根据《医疗机构制剂注册管理办法(试行)》,医疗机构制剂批准文号的有效期为 3 年。故本题选 C。

20. 解析:国家药品监督管理局建立收载新批准上市及通过仿制药质量和疗效一致性评价的化学药品目录集,载明药品名称、活性成分、剂型、规格、是否为参比制剂、持有人等相关信息,及时更新并向社会公开。化学药品目录集收载程序和要求,由药品审评中心制定,并向社会公布。故本题选 D。

22. 解析:医疗机构变更《医疗机构制剂许可证》许可事项的,原审核、批准机关应当在各自收到

申请之日起 15 个工作日内作出决定。故本题选 C。

23. 解析:药品批准上市后,持有人应当按照国家药品监督管理局核准的生产工艺和质量标准生产药品,并按照药品生产质量管理规范要求进行细化和实施。故本题选 D。

24. 解析:应对重大突发公共卫生事件急需的疫苗或者国务院卫生健康主管部门认定急需的其他疫苗,经评估获益大于风险的,国务院药品监督管理部门可以附条件批准疫苗注册申请。故本题选 D。

25. 解析:以欺骗、贿赂等不正当手段取得的行政许可,如果撤销行政许可,可能对公共利益造成重大损害的,不予撤销。故本题选 B。

28. 解析:不得以分装方式生产婴幼儿配方乳粉,同一企业不得用同一配方生产不同品牌的婴幼儿配方乳粉。特殊医学用途配方食品参照药品管理的要求予以对待,但不用核发药品批准文号,需核发特殊医学用途配方食品注册证号。婴幼儿配方食品生产企业应实施从原料进厂到成品出厂的全过程质量控制,对出厂的婴幼儿配方食品实施逐批检验。特殊医学用途配方食品广告参照药品广告管理。故本题选 A。

29. 解析:调配毒性药品处方,发现处方有疑问时,须经原处方医生重新审定后再行调配。故本题选 D。

30. 解析:合成、精制、提取、储存、加工炮制药品原料的行为认定为生产假药的前提是以生产、销售假药为目的。故本题选 D。

31. 解析:最高人民法院、最高人民检察院《关于办理危害药品安全刑事案件适用法律若干问题的解释》规定,明知他人生产、销售假药、劣药,而提供生产、经营场所、设备或者运输、储存、保管、邮寄、网络销售渠道等便利条件的,以生产、销售假药、劣药的共同犯罪论处。故本题选 A。

33. 解析:疫苗配送企业、疾病预防控制机构、接种单位应对疫苗运输过程进行温度监测,填写"疫苗运输温度记录表",记录内容包括疫苗运输工具、疫苗冷藏方式、疫苗名称、生产企业、规格、批号、有效期、数量、用途、启运和到达时间、启运和到达时的疫苗储存温度和环境温度、启运至到达行驶里程、送/收疫苗单位、送/收疫苗人签名。运输时

间超过 6 小时,须记录途中温度。途中温度记录时间间隔不超过 6 小时。故本题选 D。

35. 解析:婴幼儿配方食品生产企业应当将食品原料、食品添加剂、产品配方及标签等事项向省、自治区、直辖市人民政府市场监督管理部门备案。婴幼儿配方乳粉产品配方应当经国务院市场监督管理部门注册批准。故本题选 A。

36. 解析:口岸所在地药品监督管理部门应当通知药品检验机构按照国务院药品监督管理部门的规定对进口药品进行抽查检验。进口化学原料药及制剂(不含首次在中国销售的化学药品)在进口时不再逐批强制检验;口岸所在地药品监督管理部门在办理进口化学药品备案时不再出具《进口药品口岸检验通知书》,口岸药品检验所不再对进口化学药品进行口岸检验。故本题选 D。

38. 解析:药品名称应当使用规范的中文名称书写,没有中文名称的可以使用规范的英文名称书写;医疗机构或者医师、药师不得自行编制药品缩写名称或者使用代号。故本题选 D。

39. 解析:行政复议的一般管辖,由被申请人上一级行政机关管辖。题干所涉及行政机关是"县级",上一级行政机关包括地市级药品监督管理部门、县级人民政府(地方政府分级管理)。故本题选 B。

[41~43]解析:工业和信息化部门负责拟订高技术产业中涉及生物医药、新材料等的规划、政策和标准并组织实施。故 41 题选 D。医疗保障部门负责指导药品、医用耗材招标采购平台建设。故 42 题选 B。市场监督管理部门负责相关市场主体登记注册和营业执照核发,查处准入、生产、经营、交易中的有关违法行为。故 43 题选 A。

[47~48]解析:卫生健康部门组织拟订并协调落实应对人口老龄化政策措施,负责推进老年健康服务体系建设和医养结合工作。故 47 题选 D。发展和改革宏观调控部门负责组织监测和评估人口变动情况及趋势影响,建立人口预测预报制度,开展重大决策人口影响评估。故 48 题选 A。

[49~51]解析:对有配伍禁忌或超剂量的处方,应当拒绝调配;必要时,经处方医师更正或确认重新签字后,方可调配销售。故 49 题选 D。药品零售企业对疑似假冒或不合法处方,除拒绝调配外,

还应当向所在地药品监督管理部门报告。故 50 题选 C。胰岛素属于可以零售的按兴奋剂管理的药品,必须做到严格凭处方销售。故 51 题选 A。

[52～53]解析:区域性批发企业在确保责任区内医疗机构供药的基础上,可以在本省行政区域内向其他医疗机构销售麻醉药品和第一类精神药品。故 52 题选 D。由于特殊地理位置原因,区域性批发企业需要就近向其他省、自治区、直辖市行政区域内取得麻醉药品和第一类精神药品使用资格的医疗机构销售麻醉药品和第一类精神药品的,应当经企业所在地省级药品监督管理部门批准。故 53 题选 C。

[54～55]解析:麻醉药品和第一类精神药品仍暂时实行最高出厂价格和最高零售价格管理。故 54 题选 B。对部分专利药品、独家生产药品,建立公开透明、多方参与的价格谈判机制。故 55 题选 C。

[60～61]解析:药品上市许可持有人应当根据分析评价结果,判断风险程度,制定积极有效的风险控制措施。发现说明书未载明的不良反应,应当及时进行分析评价。对需要提示患者和医务人员的安全性信息及时修改说明书和标签,开展必要的风险沟通;对存在严重安全风险的品种,应当制定并实施风险控制计划,采取限制药品使用,主动开展上市后研究,暂停药品生产、销售、使用,或者召回等风险控制措施。故 60 题选 A,61 题选 B。

[64～66]解析:商务部发放药品类易制毒化学品进口许可。故 64 题选 D。国家药品监督管理部门主管全国药品类易制毒化学品生产、经营、购买等方面的监督管理工作。县级以上地方人民政府药品监督管理部门负责本行政区域内的药品类易制毒化学品生产、经营、购买等方面的监督管理工作。故 65 题选 A。药品监督管理部门负责药品注册管理和上市后风险管理。故 66 题选 A。

[67～68]解析:有些药品根据其适应证、剂量和疗程的不同,既可以作为处方药,又可以作为非处方药,这种具有双重身份的药品就称之为"双跨"药品。这类药品的部分适应证适合自我判断和自我药疗,于是在"限适应证、限剂量、限疗程"的规定下,将此部分适应证作为非处方药管理,而患者难以判断的适应证部分仍作为处方药管理。故 67、68

题选 D。

[69～71]解析:药品上市许可持有人、药品生产企业应当对本企业生产药品的不良反应报告和监测资料进行定期汇总分析,汇总国内外安全性信息,进行风险和效益评估,撰写定期安全性更新报告。故 69 题选 A。省级药品不良反应监测机构应当对收到的定期安全性更新报告进行汇总、分析和评价,于每年 4 月 1 日前将上一年度定期安全性更新报告统计情况和分析评价结果报省级药品监督管理部门和国家药品不良反应监测中心。故 70 题选 B。国家药品不良反应监测中心应当对收到的定期安全性更新报告进行汇总、分析和评价,于每年 7 月 1 日前将上一年度国产药品和进口药品的定期安全性更新报告统计情况和分析评价结果报国家药品监督管理部门和卫生行政部门。故 71 题选 C。

[75～76]解析:药品生产企业在作出药品召回决定后,应当制定召回计划并组织实施:一级召回在 24 小时内,二级召回在 48 小时内,三级召回在 72 小时内,通知到有关药品经营企业、使用单位停止销售和使用,同时向所在地省级药品监督管理部门报告。药品生产企业在实施召回的过程中,一级召回每日,二级召回每 3 日,三级召回每 7 日,向所在地省级药品监督管理部门报告药品召回进展情况。故 75 题选 C,76 题选 B。

[77～79]解析:对于一些产地集中的毒性中药材品种,如朱砂、雄黄、附子等,要全国集中统一定点生产,供全国使用。故 77 题选 A。药品零售企业不得经营注射用 A 型肉毒毒素。故 78 题选 B。毒性药品西药品种士的宁、阿托品、毛果芸香碱等包括其盐类化合物。故 79 题选 C。

[83～85]解析:中药一级保护品种因特殊情况需要延长保护期的,由生产企业在该品种保护期满前 6 个月,依照中药品种保护的申请办理程序申报。故 83 题选 C。中药二级保护品种在保护期满后可以延长保护期限,时间为 7 年,由生产企业在该品种保护期满前 6 个月,依据条例规定的程序申报。故 84 题选 C。对已批准保护的中药品种,如果在批准前是由多家企业生产的,其中未申请《中药保护品种证书》的企业应当自公告发布之日起 6 个月内向国家药品监督管理部门申报。故 85 题选 C。

[86～87]解析:公安部门负责组织指导药品、

医疗器械和化妆品犯罪案件侦查工作。药品监督管理部门与公安部门建立行政执法和刑事司法工作衔接机制。药品监督管理部门发现违法行为涉嫌犯罪的,按照有关规定及时移送公安机关,公安机关应当迅速进行审查,并依法作出立案或者不予立案的决定。故86题选B,87题选B。

91. 解析:药品零售企业的记录及相关凭证应当至少保存5年。故本题选C。

92. 解析:采购首营品种应当审核药品的合法性,索取加盖供货单位公章原印章的药品生产或者进口批准证明文件复印件并予以审核,审核无误的方可采购。故本题选C。

96. 解析:"双跨"药品既能按处方药管理,又能按非处方药管理,因此必须分别使用处方药和非处方药两种标签、说明书,其处方药和非处方药的包装颜色应当有明显区别。"双跨"药品不管作为处方药还是非处方药管理,应当具有相同的商品名,并且其商品名称不得扩大或暗示药品作为处方药、非处方药的疗效。故本题选C。

97. 解析:医院使用的所有药品均应通过省级药品集中采购平台采购。故本题选B。

98. 解析:对部分专利药品、独家生产药品,建立公开透明、多方参与的价格谈判机制。谈判结果在国家药品供应保障综合管理信息平台上公布,医院按谈判结果采购药品。故本题选D。

99. 解析:处方经执业药师审核后方可调配;对处方所列药品不得擅自更改或者代用。故本题选D。

100. 解析:对有配伍禁忌或者超剂量的处方,应当拒绝调配;必要时经处方医师更正或者重新签字,方可调配。故本题选B。

103. 解析:以下情况不应作为乙类非处方药:儿童用药(有儿童用法用量的均包括在内,维生素、矿物质类除外);化学药品含抗菌药物、激素等成分的;中成药含毒性药材(包括大毒和有毒)和重金属的口服制剂、含大毒药材的外用制剂;严重不良反应发生率达万分之一以上;中成药组方中包括无国家或省级药品标准药材的(药食同源的除外);中西药复方制剂;辅助用药。999感冒灵属于中西药复方制剂,不可作为乙类非处方药。故本题选C。

105. 解析:【禁忌】一项非处方药应列出该药品不能应用的各种情况,如禁止应用该药品的人群或

疾病等情况。故本题选C。

108. 解析:王某的行为属于"提供虚假的证明、数据、资料、样品或者采取其他手段骗取临床试验许可、药品生产许可、药品经营许可、医疗机构制剂许可或者药品注册等许可",其罚款金额为五十万元以上五百万元以下。故本题选C。

110. 解析:行政处分是由有管辖权的国家机关或企事业单位依据行政隶属关系对违法失职人员给予的一种行政制裁。故本题选D。

111. 解析:全国性批发企业,应当从定点生产企业购进麻醉药品和第一类精神药品。区域性批发企业,可以从全国性批发企业购进麻醉药品和第一类精神药品,区域性批发企业从定点生产企业购进麻醉药品和第一类精神药品制剂,须经所在地省级药品监督管理部门批准。从事第二类精神药品批发业务的企业,可以从第二类精神药品定点生产企业、具有第二类精神药品经营资格的定点批发企业(全国性批发企业、区域性批发企业、其他专门从事第二类精神药品批发业务的企业)购进第二类精神药品。故本题选ABCD。

113. 解析:《药品管理法》在药品研制环节创新多项制度,如药物临床试验机构备案管理制度、药物临床试验默示许可制度、生物等效性试验备案制度、临床试验伦理审查制度、拓展性临床试验制度、优先审评制度、附条件审批制度、关联审评制度、药品上市许可转让制度。故本题选ABCD。

115. 解析:有下列情形之一的,不予再注册:①有效期届满前未提出再注册申请的。②药品注册证书有效期内持有人不能履行持续考察药品质量、疗效和不良反应责任的。③未在规定时限内完成药品批准证明文件和药品监督管理部门要求的研究工作且无合理理由的。④经上市后评价,属于疗效不确切、不良反应大或者因其他原因危害人体健康的。⑤法律、行政法规规定的其他不予再注册情形。对不予再注册的药品,药品注册证书有效期届满时予以注销。故本题选ABCD。

120. 解析:国家药品监督管理局根据药品分析评价结果,可以要求企业开展药品安全性、有效性相关研究;责令修改药品说明书,暂停生产、销售、使用和召回药品等措施;撤销药品批准证明文件,并将有关措施及时通报卫生健康委员会。故本题选ABC。